Das

Kaiserliche Gesundheitsamt.

Rückblick auf den Ursprung sowie auf die
Entwickelung und Thätigkeit des Amtes in den ersten zehn
Jahren seines Bestehens.

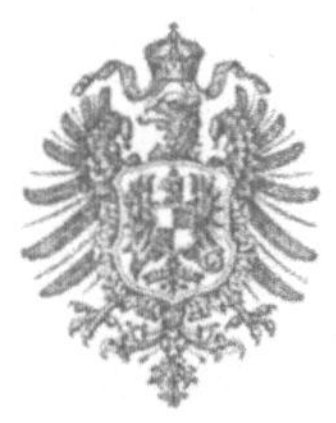

Zusammengestellt

im

Kaiserlichen Gesundheitsamte.

Springer-Verlag Berlin Heidelberg GmbH 1886

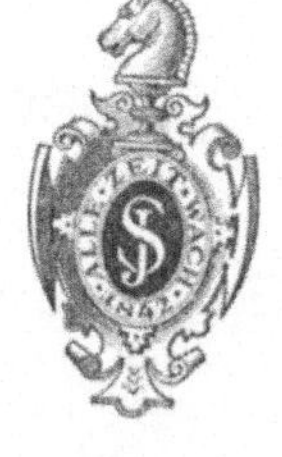

Inhaltsverzeichniß.

ISBN 978-3-642-49517-5   ISBN 978-3-642-49806-0 (eBook)
DOI 10.1007/978-3-642-49806-0
Softcover reprint of the hardcover 1st edition 1886

A. Allgemeines.

Entstehung, Einrichtung und Entwickelung des Gesundheitsamtes.

Laut Artikel 4 der Verfassung des Deutschen Reiches unterliegen der Beaufsichtigung Seitens des Reichs und der Gesetzgebung desselben

15. Maßregeln der Medizinal- und Veterinär-Polizei.

Die Aufnahme dieser Bestimmung in die der Reichs-Verfassung zu Grunde liegende Verfassung des Norddeutschen Bundes war aus der Erkenntniß hervorgegangen, daß in einem nach innen und außen einheitlichen Verkehrs-, Produktions- und Absatzgebiete, wie es das Deutsche Reich sein sollte, wirksame Maßregeln zur Abwehr, Bekämpfung von Seuchen, wie überhaupt zur Förderung der Gesundheit nur dann würden getroffen werden können, wenn dieselben nach gleichartigen Gesichtspunkten erlassen und ausgeführt würden. Zur Ausübung des Aufsichtsrechts und zur Vorbereitung der Gesetze standen der Reichsgewalt eigene technische Organe zunächst nicht zur Verfügung; sie war vielmehr darauf angewiesen, zu diesem Zwecke die Hülfe einzelner Bundesregierungen in Anspruch zu nehmen. Dadurch wurden einerseits die Behörden dieser Regierungen, insbesondere diejenigen Preußens, im Interesse der Gesammtheit mehr belastet, als bei ihrer Ausstattung mit Arbeitskräften und Geldmitteln vorgesehen war; andererseits lag aber auch die Gefahr nahe, daß die Maßnahmen der Reichsgewalt mehr als nöthig durch die Interessen einzelner Bundesregierungen beeinflußt würden.

Jemehr sich die Thätigkeit der Reichsgewalt auf dem Gebiete der Medizinal- und Veterinärpolizei entfaltete, um so mehr machte sich das Bedürfniß geltend, sich auf eine eigene technische Behörde stützen zu können. Der Bundeskanzler trat bereits im Februar des Jahres 1870, nachdem auch von Höchster Stelle besonderes Interesse für den Ausbau der Reichs-Institutionen nach dieser Richtung hin zu erkennen gegeben war, mit dem Königlich preußischen Minister der Medizinal-Angelegenheiten unter dem Ersuchen, eine Aeußerung der Wissenschaftlichen Deputation für das Medizinalwesen herbeizuführen, in Verbindung. Der Reichstag des Norddeutschen Bundes beschloß demnächst unter dem 6. April 1870 auf Antrag seiner

1

Petitions-Kommission, mehrere ihm zugegangene, den gleichen Gegenstand behandelnde Petitionen[1]) dem Bundeskanzler

    a) zur Berücksichtigung und mit dem Ersuchen, auf Grund des Artikels 4 Nr. 15 der Bundes-Verfassung dem Reichstage einen Gesetz-Entwurf, betr. die Verwaltungs-Organisation der öffentlichen Gesundheitspflege im Norddeutschen Bunde vorzulegen,

    b) soweit sie sich auf die Errichtung eines Central-Instituts für medizinische Statistik in Berlin bezögen, zur Kenntnißnahme und weiteren Veranlassung

zu überweisen. Der Reichstag des Deutschen Reiches wiederholte am 27. November 1872 im Wesentlichen den Beschluß vom 6. April 1870[2]).

Die preußische Wissenschaftliche Deputation für das Medizinalwesen gab ihr Gutachten unterm 15. November 1871 dahin ab, daß sie eine administrative Zusammenfassung der gesammten öffentlichen Gesundheitspflege im Deutschen Reiche für unmöglich halte, so lange nicht die Centralisation der öffentlichen Gewalten noch viel weiter geführt sei, als die gegenwärtige Verfassung vorschreibe. Demnach erachte sie auch eine Centralbehörde mit exekutivischer Gewalt für unangemessen. Anders stelle sich die Frage, ob es wünschenswerth sei, ein wissenschaftliches Centralorgan für die Bearbeitung der medizinischen Statistik und der allgemeinen Gesundheitsberichte zu schaffen; doch werde kaum Material in ausreichendem Maße zur Verfügung gestellt werden können.

Der Reichskanzler legte in einer an den Bundesrath gerichteten Denkschrift vom 9. April 1872 (Nr. 40 der Bundesraths-Drucksachen v. 1872) dar, daß bei dem Eingreifen der öffentlichen Gesundheitspflege in fast alle Zweige der staatlichen Verwaltung, die durch die Landesgesetzgebung außerordentlich verschieden geregelt worden, es bedenklich sei, von Reichswegen die Verwaltung der öffentlichen Gesundheitspflege selbst zu übernehmen, oder auch nur eine gemeinsame Organisation der in den Händen der Einzelstaaten verbleibenden Verwaltung anzuordnen. Gleichwohl könne er sich nicht auf den völlig ablehnenden Standpunkt der Königlich preußischen Wissenschaftlichen Deputation für das Medizinalwesen stellen, halte es vielmehr im Hinblick auf die durch die Eingangs gedachten Verfassungs-Bestimmungen dem Reiche gestellten Aufgaben für wünschenswerth, daß eine Reichs-Centralbehörde geschaffen werde, um

---

[1]) Petitionen zu a) des Dr. Wasserfuhr, Dr. Richter, Dr. Spieß sen., Dr. Varrentrapp und Baurath Hobrecht mit ca. 3700 Unterschriften, des Magistrats zu Potsdam und des ärztlichen Zweig-vereins zu Leipzig;

Petitionen zu b) des Dr. Zülzer, Dr. Pfeiffer, Dr. Schwartz, Dr. Wigart. (Siehe Druck-sache d. Nordd. Reichstags Nr. 89. Sitzgs.-Periode 1870. 1. Legislatur-Periode. Vgl. auch Resolutionen der vereinigten Sektionen für öffentl. Gesundheitspflege u. Medizinalreform auf der 43. u. 44. Versammlung deutscher Naturforscher u. Aerzte zu Innsbruck (1870) und Rostock (1871).

[2]) Siehe Bericht der Petitions-Kommission in der Reichstags-Drucksache Nr. 68. II. Session 1871. 1. Legisl.-Periode.

das Reich in der Ausübung der ihm zugewiesenen Aufsicht über die medi=
zinal= und veterinär=polizeilichen Angelegenheiten zu unterstützen, von den
hierfür in den einzelnen Bundesstaaten bestehenden Einrichtungen Kenntniß zu
nehmen, die vom Reiche ausgehende Gesetzgebung vorzubereiten, die Wir=
kungen der im Interesse der öffentlichen Gesundheitspflege ergriffenen Maß=
nahmen zu beobachten, in geeigneten Fällen den Staats= und Gemeinde=
behörden Auskunft zu ertheilen, die Entwickelung der Medizinalgesetzgebung
in außerdeutschen Ländern zu verfolgen, die Herstellung einer genügenden
medizinischen Statistik für Deutschland zu organisiren.

Was die Einrichtung der Behörde betreffe, so empfehle es sich, dieselbe in
einer Weise anzuordnen, daß dadurch sowohl eine Centralisirung, als eine Weiter=
ausbildung ihrer Thätigkeit ermöglicht werde. Zu diesem Behufe würde sie aus
ordentlichen und außerordentlichen Mitgliedern zu bilden sein. Die ersteren müßten
in Berlin ihren Wohnsitz haben und könnten zunächst aus einem Verwaltungs=
beamten und zwei Aerzten (oder aus einem Arzte und einem Statistiker) bestehen.

Der Bundesrath erklärte sich auf Grund des von seinem Ausschusse für
Handel und Verkehr unterm 10. Juni 1873 (Drucksache Nr. 115) erstatteten Berichtes
mittelst Beschlusses vom 30. Juni 1873 damit einverstanden, daß

1. zur Wahrung der gemeinsamen Interessen der Bundesstaaten des Deutschen
   Reichs auf dem Gebiete der Medizinal= und Veterinär=Polizei nach Maß=
   gabe des Art. 4 Ziff. 15 der Reichs=Verfassung ein dem Reichskanzleramte
   unmittelbar untergeordnetes Organ mit lediglich berathendem Charakter er=
   richtet werde, dabei jedoch

2. für die Vorberathung besonders wichtiger Maßregeln die Einberufung von
   Sachverständigen aus den einzelnen Bundesstaaten beibehalten bleibe.

Gleichzeitig wurden noch besondere Beschlüsse über die Vorbereitung einer Reichs=
Medizinal=Statistik gefaßt.

Aus Anlaß der Berathung des Impfgesetzes hat der Reichstag am 14. März
1874 folgende Resolution beschlossen:

Den Herrn Reichskanzler zu ersuchen, im Verfolg des Beschlusses des Deut=
schen Reichstages vom 27. November 1871 und mit Rücksicht auf die durch
das Impfgesetz begründete Nothwendigkeit, die Oberaufsicht über das Impf=
wesen wirksam und einheitlich zu handhaben, die Errichtung eines Reichs=
Gesundheitsamtes thunlichst zu beschleunigen.

Erwähnt sei schließlich noch, daß der deutsche Veterinärrath (eine freie Ver=
einigung von gewählten Vertretern deutscher thierärztlichen Vereine) am 14. April
1874 eine auf die Errichtung eines Reichs=Veterinäramtes bezügliche Resolution
gefaßt hat.

Die vorstehenden Pläne gewannen festere Gestalt durch den Etat des Reichs=
haushalts für das Jahr 1876, in welchem unter Kapitel 8 die Summe von 48 440 M.
an fortlaufenden Ausgaben für das zu errichtende Gesundheitsamt vorgesehen waren.

In der mit dem Etatsentwurf vorgelegten Denkschrift, welche im Anhange wörtlich) abgedruckt ist, wurde kurz der Gang der bisherigen Entwickelung geschildert und außerdem die Aufgaben der neuen Behörde in ähnlicher Weise, wie in der oben= erwähnten Bundesrathsvorlage (Drucksache Nr. 40 von 1872) dargelegt. Die Be= hörde sollte dem Reichskanzleramte unmittelbar untergeordnet sein und zunächst aus 3 Personen (siehe oben) gebildet werden, denen das erforderliche Büreau= und Kanzleipersonal beizugeben sein würde. Von der Ernennung eines Verwaltungs= beamten wurde demnächst abgesehen und mittelst Kaiserlicher Bestallung vom 28. April 1876 der bisherige Königlich) preußische Oberstabs= und Regimentsarzt, Sanitätsrath Dr. Struck aus Berlin zum Direktor, sodann mittelst Bestallung vom 26. Juni 1876 der Königlich) preußische Medizinalrath und außerordentliche Pro= fessor an der Universität Bonn Dr. Finkelnburg zum Mitgliede des Gesundheitsamtes ernannt. Während hiernach) formell das Gesundheitsamt mit der Ernennung seines Leiters Ende April 1876 ins Leben getreten war, so kann sachlich) der Beginn der Thätigkeit des Amtes erst von Mitte Juli desselben Jahres an gerechnet werden; denn die ersten Monate dienten ausschließlich) zur persönlichen Orientirung des neu ernannten Direktors und zum Vorbereiten der Einrichtung des Amtes, dessen Büreau mit dem 16. Juli 1876 zu funktioniren anfing. Dr. Finkelnburg vereinigte in sich) die Thätigkeit des ärztlichen Mitgliedes und des Statistikers. Als drittes Mitglied wurde in Hinblick auf die umfassenden Arbeiten, welche zunächst auf dem Gebiete der Veterinärpolizei bevorstanden, der Königlich) preußische Departements=Thierarzt und außerordentliche Professor an der Universität Halle Dr. Roloff berufen (Bestallung vom 25. October 1876).

Es mußte die erste Aufgabe des neuen Amtes sein, sich) das zu einer ersprieß= lichen Wirksamkeit erforderliche Hülfsmaterial zu beschaffen: Die Sammlung der in den einzelnen Bundesstaaten und im Auslande geltenden wichtigsten Vorschriften und die Anlegung einer Bibliothek. Sodann war es behufs Lösung der medizinalstati= stischen Aufgaben nothwendig, für die Aufzeichnungen ziffermäßiger Beobachtungen auf diesem Gebiete Sorge zu tragen. Es wurde zwar versucht, auch) für die zurück= liegende Zeit Beobachtungsergebnisse zu beschaffen, doch) stellte sich dasselbe als nach) so verschiedenartigen Gesichtspunkten gesammelt heraus, daß für Reichszwecke nur verhältnißmäßig wenig damit zu machen war. Eine zuverlässige Statistik der Er= krankungen, ja auch) nur der Todesfälle, konnte für das gesammte Reichsgebiet zu= nächst nicht durchgeführt werden, weil die erforderliche gesetzliche Unterlage (allge= meine Anzeigepflicht der Erkrankungen) fehlte. Immerhin war schon dadurch) viel ge= wonnen, daß durch) Entgegenkommen größerer deutscher Städte die regelmäßige Erhebung einer Mortalitätsstatistik in diesen Gemeinden ermöglicht wurde. In einer Anzahl derselben bestand bereits statutarisch) die obligatorische Leichenschau oder Beibringung ärztlicher Bescheinigungen über die Todesursachen; aber auch, wo es hieran noch) fehlte, durfte angenommen werden, daß bei der Mehrzahl der Todesfälle in den größeren Städten eine ärztliche Behandlung voraufgegangen, oder doch) sonst ein

Arzt bezw. die Behörde zugezogen war; mithin sind hier die Mittheilungen der Angehörigen auf den Standesämtern über die Todesursachen im Allgemeinen zuverlässiger als auf dem Lande.

Um das so gewonnene statistische Zahlenmaterial, sowie auch sonst geeignete Beobachtungen des Gesundheitsamtes weiteren Kreisen zugänglich zu machen, wurde eine eigene Wochenschrift ins Leben gerufen. Dieselbe erscheint unter dem Titel „Veröffentlichungen des Kaiserlichen Gesundheitsamtes" seit Anfang des Jahres 1877, und zwar bis Ende Juni 1882 im Verlage der Norddeutschen Buchdruckerei und Verlagsanstalt, vom 1. Juli 1882 bis Ende Juni 1885 im Verlage von Eugen Grosser zu Berlin, seit dem 1. Juli 1885 im Verlage von Julius Springer ebenda. Der Abonnementspreis ist von Beginn an unverändert auf 5 M. halbjährlich festgesetzt gewesen.

Im Jahre 1885 fand eine Umgestaltung statt, indem nicht nur das Format handlicher gemacht, sondern auch eine den allgemeinen Interessen mehr entsprechende Vertheilung des Raums durch Einschränkung der bloß ziffermäßigen Mittheilungen und Erweiterung des Textes angebahnt wurde. Die Wochenschrift, die sich jetzt eines im Zunehmen begriffenen, nicht geringen Leserkreises erfreut, giebt in 7 Abschnitten:

Nachrichten über den Gesundheitszustand und den Gang der Seuchen, sowie über zeitweilige Maßregeln zur Abwehr und Unterdrückung von Seuchen unter Menschen und Thieren, meteorologische Notizen, Gesetze und allgemeine Verwaltungs-Anordnungen auf dem Gebiete des Sanitäts- und Veterinärwesens, wichtigere gerichtliche Entscheidungen, Nachrichten über Veranstaltungen zur Förderung der öffentlichen Gesundheitspflege, ferner über Kongresse, Verhandlungen gesetzgebender Körperschaften u. dgl., endlich ein Verzeichniß der dem Gesundheitsamt überwiesenen literarischen Neuheiten.

Bereits im ersten Jahre der Wirksamkeit des Kaiserlichen Gesundheitsamts stellte sich die Nothwendigkeit heraus, die in der Literatur oder sonst bekannt gewordenen Ergebnisse der wissenschaftlichen Forschung vor ihrer Verwerthung für die Zwecke des Reichs nicht nur kritisch zu sichten und nachzuprüfen, sondern auch zu modifiziren und durch eigene Arbeiten zu ergänzen. Die Vornahme solcher experimentellen Arbeiten setzte die Errichtung eines zur Verfügung des Gesundheitsamtes stehenden Laboratoriums voraus. Zwar wurde für das Etatsjahr 1877/78 die im Hinblick hierauf erbetene Erhöhung des Fonds für sachliche und vermischte Ausgaben vom Reichstage noch nicht bewilligt, vielmehr mittelst einer in der Sitzung vom 14. April 1877 angenommenen Resolution die Vorlegung einer Denkschrift über die Aufgaben und Ziele, welche das Gesundheitsamt sich gestellt, und die Wege, auf denen es jene zu erreichen hoffe, veranlaßt. Allein Bundesrath und Reichstag standen demnächst nicht an, auf Grund der ihnen durch eine eingehende, im Gesundheitsamte ausgearbeitete Denkschrift (Reichstags-Drucksache Nr. 13. II. Session

1878, 3. Legisl.-Periode[1])) ertheilten Auskunft ausgiebigere Mittel vom Etatsjahre 1878/79 an zur Verfügung zu. stellen, indem die Zahl der Mitglieder auf 4 erhöht und je 1 Bureaubeamter, 1 Kanzleisekretär und 1 Kanzleidiener in Zugang gebracht und sowohl der Fonds zur Annahme von Hülfsarbeitern um 8 000, wie auch derjenige zur Bestreitung der sachlichen Ausgaben um 15 300 M. erhöht wurde.

Zunächst erfolgte mit Rücksicht auf die beabsichtigte gesetzliche Regelung des Verkehrs mit Nahrungs- und Genußmitteln die Einrichtung eines chemischen Laboratoriums. Dasselbe wurde der Leitung des außerordentlichen Professors an der Universität und Lehrers an der Gewerbe-Akademie zu Berlin Dr. Sell unterstellt, welcher bereits vom Juni 1877 an als Hülfsarbeiter beschäftigt worden war. Schon damals indeß konnte man sich im Gesundheitsamte, wie in der erwähnten Denkschrift eingehender dargelegt ist, der Erkenntniß nicht verschließen, daß die durch die umfassenderen Aufgaben des Gesundheitsamtes bedingten experimentellen Arbeiten sich in einem chemischen Laboratorium allein nicht würden erledigen lassen. Es wurde daher gleichzeitig ein hygienisches Laboratorium eingerichtet, an dessen Spitze der erste Assistent am hygienischen Institut und Privatdocent an der Universität und der technischen Hochschule zu München Dr. Wolffhügel im Jahre 1879 trat. Näheres über die einzelnen Arbeiten beider Laboratorien ist in bezüglichen Abschnitten dieser Schrift enthalten.

Im Mai 1879 ist das Gesundheitsamt in den Besitz eines eigenen Dienstgebäudes gelangt. Es wurde hierzu das Privathaus Luisenstraße 57 für 200 000 M. angekauft und bis zum Frühjahr 1880 mit einem Kostenaufwande von rund 112 000 M. für die Zwecke des Amtes umgebaut und erweitert. Im Vorderhause und einem Theile des Seitenflügels befinden sich im Erdgeschoß und ersten Stockwerk die Bureau- und Bibliotheksräume, einschließlich des Sitzungszimmers und der Arbeitszimmer der ordentlichen Mitglieder, in den übrigen Theilen und im Hinterhause ist das Laboratorium untergebracht. Das zweite Stockwerk enthält die Dienstwohnung des Direktors; im Kellergeschoß ist vorn die Dienstwohnung des Pförtners, dann folgen die Aufbewahrungsräume für die Glasvorräthe des Laboratoriums und für Feuerungsmaterial, die Wirthschaftskeller und eine Waschküche zu den Dienstwohnungen und im hinteren, durch eine eiserne Thür abgesperrten Theile der feuersichere Keller für Chemikalien und die Nebenräume für das Laboratorium einschließlich des Stalles für die Versuchsthiere (letztere in einem kleinen Anbau). In allen Stockwerken befinden sich in Verbindung mit der Wasserleitung besondere Vorrichtungen (Hydranten) gegen Feuersgefahr. Die Vertheilung der Räume ergiebt sich im Einzelnen aus nebenstehenden Grundrissen.

---

[1]) Auch als Sonderabdruck im Buchhandel erschienen: Berlin 1878, Carl Heymanns Verlag.

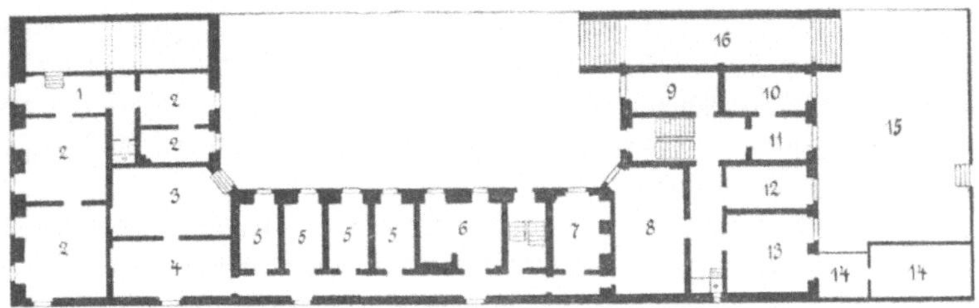

Kellergeschoß.

1. Pförtnerstube. — 2. Pförtnerwohnung. — 3. Brennmaterialien. — 4. Glasvorräthe. — 5. Wirthschaftskeller. — 6. Waschküche. — 7. Feuergefährliche Chemikalien. — 8. Gasmotor. — 9. Werkstätte. — 10. Brütapparate. — 11. Vorraum. — 12. Elementaranalyse. — 13. Spülraum. — 14. Versuchsthiere. — 15. Garten. — 16. Durchgang.

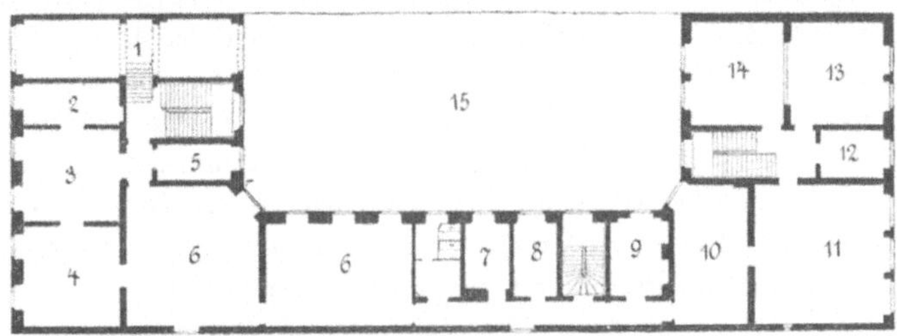

Erdgeschoß.

1. Thorweg. — 2. Büreauvorsteher. — 3. Registratur. — 4. Kanzlei. — 5. Büreau. — 6. Bibliothek. — 7. Dunkelraum (Polarisation, Spektroskopie). — 8. Gasanalyse. — 9. Chemikalien. — 10. Apparaten-Sammlung. — 11. Chemisches Laboratorium. — 12. Waagen. — 13. Präparaten-Sammlung. — 14. Hygienisches Laboratorium. — 15. Hofraum.

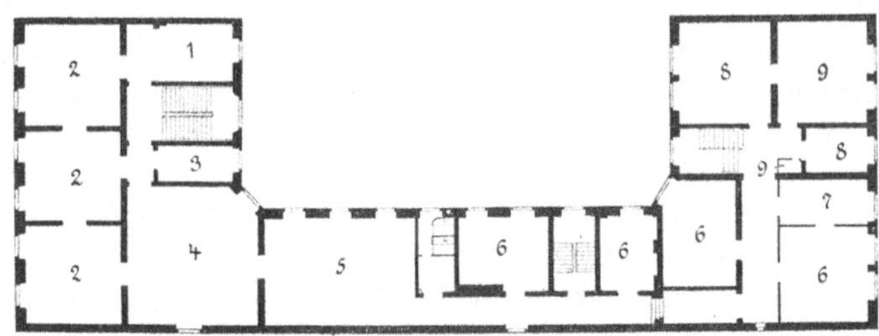

1. Stockwerk.

1. Kanzleibiener. — 2. Dienstzimmer für Mitglieder. — 3. Dienstzimmer für einen technischen Hülfsarbeiter. — 4. Sitzungssaal. — 5. Büreau. — 6. Bakteriologisches Laboratorium. — 7. Dienstzimmer für ein Mitglied. — 8. Hygienisches Laboratorium. — 9. Photographie.

Maaßstab.

Eine erhebliche Aenderung erfuhr das Laboratorium, als im Jahre 1880 das bisherige älteste Mitglied, Geheimer Regierungsrath Dr. Finkelnburg aus Gesundheitsrücksichten austrat und durch das außerordentliche Mitglied des Kaiserlichen Gesundheitsamtes, Königlich preußischen Kreisphysikus Dr. Koch aus Wollstein ersetzt wurde. Es schied damit dasjenige Mitglied aus, welches wesentlich die Medizinal-Statistik mit zu bearbeiten hatte.

Das Gesundheitsamt hat es von vornherein als eine seiner Hauptaufgaben erkannt, den verheerenden Volkskrankheiten entgegen zu wirken; seine Thätigkeit mußte hier um so erfolgversprechender sein, je mehr es gelänge, ihre Einschleppung von vornherein zu hindern oder doch ihr Auftreten in den engsten Grenzen zu halten. Für die Auswahl der zu benutzenden Mittel ist es besonders wichtig, zunächst das Wesen der Krankheiten d. h. ihre Ursachen und Entwickelungsbedingungen zu kennen. Die Beobachtung auf diesem Gebiete erhielt eine neue Richtung dadurch, daß Dr. Koch in zielbewußter, zweckentsprechender Weise neue Methoden zur Ergründung des Wesens der Infektionskrankheiten ausbildete und so den Grund zu der heutigen bakteriologischen Forschung legte. Ueber die von ihm hierbei erzielten Erfolge wird in dem Abschnitte über Infektionskrankheiten specieller berichtet werden.

Der neue Zweig der Thätigkeit des Gesundheitsamts machte eine Erweiterung des Laboratoriums nothwendig; dieselbe mußte bei den beschränkten Mitteln und Räumen des Amtes zunächst allerdings auf Kosten anderer, bisher im Gesundheitsamte ausgeführten Arbeiten vorgenommen werden. Am meisten hat sich diese Einschränkung hinsichtlich der Medizinal-Statistik fühlbar gemacht, in mehr oder weniger hohem Grade aber auch bei den übrigen Laboratoriums-Abtheilungen. Erst neuerdings ist allmählich wieder ein Ausgleich angebahnt worden; auf die Dauer wird sich aber eine Vermehrung von Personal und Raum unabweisbar machen.

Die dem Gesundheitsamte vorliegenden Aufgaben lassen sich behufs einheitlicher Regelung nur unter Benutzung der von den Regierungen verschiedener Bundesstaaten zu eröffnenden Hülfsquellen lösen, oder erfordern ein Zusammenwirken mit Fachmännern aus verschiedenen Erfahrungskreisen. Dem Gesundheitsamt wird solches erleichert durch eine Einrichtung, welche erst in neuerer Zeit allmählich zu einer wirklich fruchtbringenden sich gestaltet hat. Es ist diejenige der außerordentlichen Mitglieder. Bereits bei Begründung des Amtes war, wie oben erwähnt, deren Ernennung in Aussicht genommen; sie erfolgte zum ersten Mal im Jahre 1880. Die außerordentlichen Mitglieder sind der größeren Zahl nach hochstehende Medizinalbeamte einzelner Bundesregierungen und anerkannte Sachverständige aus den für das Gesundheitsamt hauptsächlich in Betracht kommenden Zweigen der Wissenschaft, Technik und Verwaltung. Dem Direktor ist die Befugniß eingeräumt, einzelne außerordentliche Mitglieder zu vertraulichen Besprechungen mit ordentlichen Mitgliedern des Amtes heranzuziehen. Von dieser Befugniß ist in letzter Zeit wiederholt Gebrauch gemacht worden, wie auch mehrfach außerordentliche Mitglieder schriftlich um gutachtliche Aeußerungen ersucht worden sind. Dieselben haben bereitwilligst den an sie herangetretenen Wünschen entsprochen. Mehr und mehr wird der Nutzen der Einrichtung in die Augen springen, wenn auch vielleicht in anderer, der Außenwelt weniger bemerkbaren Weise, als bei der ersten Einführung der Institution von manchen Seiten gedacht wurde. Jedoch wird nicht in Aussicht genommen werden können, — und dies sei zur Vermeidung irriger Auffassungen und Zerstreuung etwaiger Befürchtungen auf Seiten der außerordent= lichen Mitglieder selbst bemerkt — dieselben in erheblicher Weise zur Erledigung der laufenden Geschäfte mit heranzuziehen. Die letzteren fallen dem ständigen Beamten= personale zu. Ein Verzeichniß der bisherigen außerordentlichen Mitglieder des Gesund= heitsamts befindet sich im Anhange.

Während zu außerordentlichen Mitgliedern des Gesundheitsamtes Vertreter der obersten Landes=Medizinal= und Veterinär=Behörden und namentlich aus Preußen auch Mitglieder der Wissenschaftlichen Deputation für das Medizinalwesen und der Technischen Deputation für das Veterinärwesen berufen worden sind, so ist anderer= seits behufs Herstellung und Erhaltung von Wechselbeziehungen die Einrichtung ge= troffen worden, daß je ein ordentliches Mitglied des Amtes den letztgenannten Königlich preußischen Behörden auch als Mitglied angehört.

Das Gesundheitsamt unterhält in mehrfacher Hinsicht theils unmittelbare, theils mittelbare Beziehungen zu angesehenen Vereinigungen, welche den Bestrebungen des Amtes naheliegende Ziele verfolgen. Es soll hier weniger der Austausch von Publikationen, als vielmehr unter Anderem die Zugehörigkeit ordentlicher Mitglieder des Gesundheitsamtes zum Vorstande solcher Vereine und umgekehrt des Vorsitzen= den des Deutschen Aerztevereinsbundes, des Vorsitzenden des Deutschen Apotheker= vereins u. s. w. zum Gesundheitsamte hervorgehoben werden.

Im Jahre 1885 ist in dem Verhältnisse des Geheimen Regierungsraths Dr. Koch zum Gesundheitsamt in so fern eine Aenderung eingetreten, als er die Leitung des neu begründeten hygienischen Universitäts=Instituts in Berlin übernommen hat und gegenwärtig dem Amte zwar noch als ordentliches Mitglied, aber nur im Nebenamte angehört. In seine frühere Hauptstelle ist sein mehrjähriger erster Assistent und Begleiter auf der Expedition nach Egypten und Indien, der frühere Königlich preußische Stabsarzt Dr. Gaffky berufen worden.

Auch hinsichtlich der Leitung des Gesundheitsamts hat sich im Jahre 1885 eine Aenderung vollzogen, indem an Stelle des im December 1884 in den Ruhestand getretenen Dr. Struck ein juristisch vorgebildeter Verwaltungsbeamter, der bisherige vortragende Rath im Reichsamt des Innern, Geheime Regierungsrath Köhler zum Direktor ernannt wurde.

Einen herben Verlust mußte das Amt gegen das Ende des Jahres 1885 durch den Tod seines verdienten veterinärtechnischen Mitgliedes, Geheimen Medizinal= raths Professor Dr. Roloff erleiden. Derselbe hatte seit Uebernahme der Direktion der hiesigen Königlichen Thierarzneischule im Jahre 1878 dem Gesundheitsamte nur noch im Nebenamte angehört. Es hat sich inzwischen herausgestellt, daß eine solche

Versehung der Stelle, schon im Hinblick auf den mit dem Jahre 1886 eingetretenen Zuwachs der Viehseuchenstatistik nicht mehr angängig ist. Es wird daher der Nachfolger Dr. Roloffs, der bisherige Professor an der Thierarzneischule zu Stuttgart und veterinärtechnische Referent im Königlich württembergischen Medizinal-Kollegium Dr. Roeckl, vom 1. October d. J. dem Gesundheitsamt voll und ganz angehören.

Das technisch vorgebildete Hülfspersonal der Laboratorien bestand bis vor Kurzem nur aus diätarischen und unbesoldeten (sogenannten freiwilligen) Hülfsarbeitern. Erst durch den Etat für das laufende Etatsjahr ist es ermöglicht worden, einen schon längere Zeit beschäftigt gewesenen Chemiker fest anzustellen. Außer diesen freiwilligen Hülfsarbeitern, deren Zahl im Ganzen 24 betrug, war noch eine Anzahl von Personen aus dem In- und Auslande im Kaiserlichen Gesundheitsamte vorübergehend thätig, um sich in der chemischen, hygienischen und bakteriologischen Untersuchungstechnik auszubilden. So haben in den Jahren 1877 bis 1879 12 Studirende der militärärztlichen Bildungsanstalten eine Anleitung im Untersuchen von Nahrungs- und Genußmitteln erhalten, und sind drei Polizeibeamte (aus Berlin und Altona) mit den einfachsten Methoden der Lebensmittel-Kontrole vertraut gemacht worden; vom Jahre 1879 ab haben außerdem 39 Personen (Ärzte, Thierärzte, Chemiker und Apotheker) im Gesundheitsamte Gelegenheit zur Ausbildung in den chemischen und namentlich in den bakteriologischen Untersuchungsmethoden gefunden. Von den letzteren auf diese Weise ausgebildeten Personen einschließlich der freiwilligen Hülfsarbeiter stammten aus

dem Deutschen Reiche	35		Rußland	5
Österreich	6		Serbien	1
Italien	6		Vereinigten Staaten von Amerika	1
Frankreich	2		Indien	1
Großbritannien	1		Japan	4
Norwegen	1		zusammen	63

Überdies sind in der Zeit vom 15. September 1884 bis zum 18. Januar 1885 im Ganzen 146 Medizinalbeamte und praktische Ärzte in Cholera-Untersuchungen ausgebildet worden (siehe Abschnitt Infektionskrankheiten: Cholera).

Die auf diese Weise im Amte geübte Lehrthätigkeit entsprach einem Bedürfnisse, so lange es auf den Universitäten im Reiche an einer geeigneten Lerngelegenheit fehlte. Sie hat neuerdings, nachdem die Zahl der hygienischen Universitäts-Institute gewachsen ist, zum Vortheil der eigentlichen Arbeitsaufgaben des Amtes mehr und mehr eingeschränkt werden können.

Es verdient noch hervorgehoben zu werden, daß die Militär-Medizinalverwaltung dem Amte seit Jahren durch Kommandirung besonders tüchtiger Militärärzte ein werthvolles Entgegenkommen erzeigt hat. Das Amt hat dadurch den Vortheil, Hülfskräfte zu erhalten, deren Befähigung und Zuverlässigkeit bereits erprobt ist, wie andrerseits die Beschäftigung im Gesundheitsamte den kommandirten Militärärzten eine Fülle werthvoller Belehrungen für ihren Beruf gewährt.

Das Personal des Kaiserlichen Gesundheitsamtes besteht zur Zeit aus dem Direktor und vier ordentlichen Mitgliedern im Hauptamt, einem ordentlichen Mitgliede im Nebenamt, ferner 28 außerordentlichen Mitgliedern, sodann zwei angestellten ärztlichen Hülfsarbeitern (davon einer Bibliothekar), einem angestellten chemischen Hülfsarbeiter, vier zum Amte kommandirten Militärärzten (2 aus Preußen, 1 aus Sachsen, 1 aus Württemberg), 2 diätarisch beschäftigten chemischen Hülfsarbeitern, 4 expedirenden Sekretären und Kalkulatoren, 5 Bureauhülfsarbeitern, 3 Kanzleisekretären, 4 Kanzleidienern (davon 1 Portier, 1 Laboratoriumsdiener). Die Namen derjenigen Herren, welche im Amte seit dem Bestehen desselben beschäftigt waren, sind im Anhange verzeichnet.

Im Anhange findet sich auch eine Uebersicht der Haushalts-Voranschläge seit dem Jahre 1876 unter gleichzeitiger Angabe der in jeder Etatsperiode rechnungsmäßig verausgabten Summen. Zur Erläuterung sei hinzugefügt, daß aus Titel VI z. B. im Etatsjahre 1885/86 verwendet sind:

	ℳ	₰
Für Heizung, Licht und Wasser	3 365	54
„ Reinigung und Instandhaltung der Diensträume	1 841	62
„ Unterhaltung des Mobiliars	237	25
„ Porto und kleinere Bureaubedürfnisse	372	12
„ Anschaffung der wissenschaftlichen Tagesliteratur und Vervollständigung der Bibliothek	8 036	45
„ Schreibmaterialien und Drucksachen (einschl. für Formulare)	2 540	82
„ Kopialien	754	94
„ den Betrieb des Laboratoriums	14 166	58
„ Reisekosten und Tagegelder bei Dienstreisen des Direktors und der Mitglieder	405	36
„ Reisekosten und Tagegelder für außerordentliche Mitglieder	1 827	76
„ diverse Kosten (Uebersetzungen aus fremden Sprachen etc.)	488	—
Zusammen	34 036	44

Was den äußeren Umfang der Geschäfte betrifft, so betrug die Zahl der Journal-Eingänge im Kalenderjahre

1876	. .	530	1881	. .	14 439
1877	. .	2 697	1882	. .	15 900
1878	. .	2 607	1883	. .	16 305
1879	. .	3 912	1884	. .	16 953
1880	. .	12 310	1885	. .	8 622

Der Rückgang im Jahre 1885 ist nur ein scheinbarer gewesen. Da der Registrator nicht mehr im Stande war, das Pensum zu bewältigen, so wurde die Kontrole des regelmäßigen Einganges ꝛc. der statistischen Berichte über Erkrankungs-

und Sterblichkeits-Verhältnisse in deutschen und ausländischen Städten und Verwaltungsbezirken (Wochen-, Monats- und Jahres-Nachweisungen) abgezweigt und einem Büreau-Hülfsarbeiter überwiesen. Thatsächlich hat der Umfang der Geschäfte im Jahre 1885 zugenommen, auch soweit derselbe nach der Zahl der Journal-Eingänge zu beurtheilen ist.

Die Zahl der abgegebenen gutachtlichen Aeußerungen belief sich im Kalenderjahr 1885 auf 52, davon für Reichsbehörden 41, für Behörden einzelner Bundesstaaten 4, für Gemeindebehörden 6, für Privatpersonen 1. Darunter befanden sich mehrere, welche monatelange literarische und experimentelle Arbeiten erforderten und einen Umfang von 70 Bogen überschritten. 109 Anträge auf Begutachtung von Gerichten, Polizei-, Gemeindebehörden und Privaten mußten theils aus principiellen Gründen, theils aus Mangel an Arbeitskräften abgewiesen werden. Das Amt hat sich feste Grundsätze bilden müssen, nach welchen bei der Auswahl der zu berücksichtigenden Anträge verfahren wird (siehe unter „Nahrungsmittel").

Nur ein verhältnißmäßig geringer Theil der wissenschaftlichen Arbeiten des Gesundheitsamts ist zur alsbaldigen Veröffentlichung bestimmt und geeignet, der größere Theil dient zunächst wenigstens ausschließlich zur Information der betheiligten Behörden. Eine nicht unbeträchtliche Anzahl von Gesetz- und Verordnungs-Entwürfen auf dem Gebiete der öffentlichen Gesundheitspflege ist im Gesundheitsamte vorbereitet worden, hat aber an maßgebender Stelle vorläufig noch zurückgestellt werden müssen, weil die der Durchführung entgegenstehenden Hindernisse zur Zeit wenigstens noch nicht beseitigt werden konnten. Das Gesundheitsamt hat eben die Pflicht, auch für die Zukunft vorzuarbeiten. Sodann kommen die Ergebnisse der diesseitigen Thätigkeit vielfach nicht in Gestalt von Bestimmungen, die vom Reiche, sondern solcher, die von den Einzelregierungen auf Grund der vom Reiche gegebenen Anregungen erlassen worden sind, in die Oeffentlichkeit (z. B. die Vorschriften über die Beschaffenheit der Milch), über die gesundheitspolizeiliche Kontrole der einen deutschen Hafen anlaufenden Seeschiffe). Die wissenschaftlichen Arbeiten der Mitglieder und Hülfsarbeiter des Gesundheitsamtes werden, soweit sie nicht schon als Beilagen zu Gesetzes- oder Verordnungs-Entwürfen zur Veröffentlichung gelangten, in einem Sammelwerk herausgegeben, welches in zwangloser Folge erscheint und früher „Mittheilungen aus dem Kaiserlichen Gesundheitsamte" (Band I 1881 bei der Norddeutschen Buchdruckerei und Verlagsanstalt, Band II 1884 bei A. Hirschwald), seit 1885 „Arbeiten aus dem Kaiserlichen Gesundheitsamte" (Band I 1886 bei Julius Springer) betitelt wurde bezw. wird.

Die Gelegenheit, auf fachwissenschaftlichen Kongressen und Ausstellungen Belehrung und Anregung zu finden, ist nicht unbenutzt geblieben. So wurde zu den im Jahre 1878 in Paris abgehaltenen internationalen Kongressen für Demographie und für Hygiene ein Mitglied des Gesundheitsamtes entsandt. Im Jahre 1881 gingen zwei Hülfsarbeiter nach London, um über den internationalen medizinischen Kongreß und die im Anschlusse daran stattgehabte Ausstellung zu berichten, auch war im Jahre 1882 ein Mitglied in Genf zur Berichterstattung über die mit dem internationalen hygienischen Kongreß verbundene Ausstellung. Namentlich hat aber die Allgemeine deutsche Ausstellung auf dem Gebiete der Hygiene und des Rettungswesens (Berlin 1883) zu eingehenden Studien Anlaß gegeben, und sind deren Ergebnisse in mehreren dem Herrn Staatssekretär des Innern erstatteten Berichten niedergelegt worden. Die letzteren wurden größtentheils dem Herausgeber des Ausstellungsberichtes[1]) zur Mitverwerthung zugänglich gemacht. Das Gesundheitsamt war bei dieser Ausstellung indessen auch selbst betheiligt, indem es in einem eigenen Pavillon je ein Muster-Laboratorium für Nahrungsmittelchemie und für bakteriologische Arbeiten eingerichtet hatte und außerdem graphische Darstellungen aus dem Bereiche der Medizinal-Statistik veranschaulichte.

Unter Anderem sei noch erwähnt, daß Delegirte des Gesundheitsamtes an den für die Entwickelung der Nahrungsmittelchemie bedeutsamen Verhandlungen der freien Vereinigung bayerischer Vertreter der angewandten Chemie wiederholt Theil genommen haben.

Wiederholt sind Fachkommissionen im Gesundheitsamte zur Vorbereitung größerer Aufgaben zusammen getreten (z. B. zur Vorbereitung des Nahrungsmittelgesetzes, zur Revision der Pharmakopoe, zur einheitlichen Regelung des Impfwesens, des Verkehrs mit Petroleum, des Verkehrs mit giftigen Farben).

Die Thätigkeit des Gesundheitsamts wird, abgesehen von der Vorbereitung von Gesetzen, Erstattung von Gutachten und Sammlung statistischen Materials, in hohem Maße durch die fortlaufende Orientirung auf den zahlreichen betheiligten Gebieten der Wissenschaften (Medizin, Veterinärmedizin, Pharmacie, Physik, Meteorologie, Chemie, Biologie, Staatsarzneikunde einschließlich Militär- und Marine-Gesundheitswesen, Technologie, Rechtskunde, Landwirthschaft, Viehzucht 2c.), sowie über die thatsächlichen Vorgänge im Bereiche der betheiligten Gewerbe- und Handelszweige und zwar nicht blos im Inlande, sondern in allen Kulturstaaten der Erde in Anspruch genommen. Denn nur auf Grund völliger, dem gegenwärtigen Stande entsprechender Kenntniß kann ein zutreffendes Urtheil über die Vorgänge in Wissenschaft, Gewerbe und Handel gewonnen und zum Besten des Reichs verwerthet werden. Beispielsweise sei erwähnt, daß nicht weniger als ca. 150 deutsche und außerdeutsche Fachzeitschriften im Gesundheitsamte gehalten werden und durchzumustern sind.

---

[1]) Bericht über die Allgemeine deutsche Ausstellung auf dem Gebiete der Hygiene und des Rettungswesens unter dem Protektorate Ihrer Majestät der Kaiserin und Königin. Berlin 1882—83. Herausgegeben von Dr. Paul Börner in Berlin. 3 Bände. Druck und Verlag von Schottlaender. Breslau 1885 und 1886.

B. Einzelnes.

1. Befähigungsnachweise der Medizinal-Personen.

1. Ärzte.

Das Reglement für die Prüfung der Ärzte vom 25. September 1869 hatte im Laufe der Jahre nicht allein mehrfache und zum Theil erhebliche Mängel erkennen lassen, sondern vornehmlich auch sich als nicht ausreichend erwiesen, um die angestrebte Gleichheit der Prüfung bei den verschiedenen Prüfungs-Kommissionen des Reiches herbeizuführen. Eine aus diesen Gründen beantragte durchgreifende Revision desselben wurde vom Bundesrathe in der Sitzung vom 4. Juni 1875 (§. 222 der Protokolle) als Bedürfniß anerkannt, gleichzeitig auch anheimgegeben, behufs Herstellung größerer Uebereinstimmung in den Vorschriften für die naturwissenschaftliche Prüfung (Tentamen physicum) den Entwurf eines vollständigen Prüfungsreglements vorzulegen.

Nachdem in Folge dieser Anregung zahlreiche Äußerungen und Anträge Seitens der hohen Bundesregierungen eingelaufen waren, wurden die Entwürfe für eine ärztliche Prüfungs- und Vorprüfungsordnung im Königlich preußischen Ministerium der geistlichen, Unterrichts- und Medizinal-Angelegenheiten ausgearbeitet, den übrigen Regierungen zur Rückäußerung vorgelegt und unter Berücksichtigung der von diesen geltend gemachten Bedenken und Wünsche einer Umarbeitung unterzogen.

Das inzwischen in's Leben gerufene Kaiserliche Gesundheitsamt wurde von dem Präsidenten des damaligen Reichskanzleramtes im Juni 1877 zur gutachtlichen Äußerung über die genannten Entwürfe aufgefordert und erledigte diese Aufgabe durch die Aufstellung von neuen Entwürfen nebst Motiven. Zur weiteren Vorbereitung der Sache wurde eine aus Männern der ärztlichen Praxis und Wissenschaft bestehende Kommission berufen, welche unter dem Vorsitze des Geheimen Regierungsraths Dr. Finkelnburg (vom Gesundheitsamte) in Berlin vom 26. August bis 7. September 1878 tagte. Bei den Verhandlungen wurden u. A. die principiell wichtigen Fragen der Zulassung der Realschul-Abiturienten zum medizinischen Studium, der Dauer des medizinischen Studiums, der Einführung neuer Prüfungsgegenstände in den Kreis der Erörterungen gezogen. Am 11. Oktober 1878 erstattete der Vorsitzende über die Verhandlungen der Kommission der vorgesetzten Behörde einen eingehenden Bericht, welcher demnächst in mehreren medizinischen Zeitschriften (siehe u. a. Allg. med. Central-Ztg. 1878, S. 1218; Deutsche med. Wochenschr. 1878, S. 624) veröffentlicht worden ist.

Die durch die vorerwähnten Berathungen endgültig festgestellten Entwürfe bildeten die Grundlage für die vom Bundesrathe beschlossenen Vorschriften über die ärztliche Prüfung und Vorprüfung (Bekanntmachungen des Reichskanzlers vom 2. Juni 1883 betreffend die ärztliche Prüfung und betreffend die ärztliche Vorprüfung — Centralbl. für das Deutsche Reich 1883, S. 191 u. 198). Die Ausführung dieser Vorschriften ist Sache der Landesbehörden, doch werden die Akten über die ärztlichen Prüfungen nach Beendigung jedes Prüfungsjahres an den Reichskanzler (Reichsamt des Innern) eingesendet, welcher dieselben dem Gesundheitsamte zur Durchsicht überweist. Gleich bei der ersten Durchsicht, welche sich auf das Prüfungsjahr 1883/84 bezog, traten mannigfache Ungleichheiten in der Ausführung der Prüfungsvorschriften zu Tage, von denen einige allerdings durch lückenhafte Bestimmungen der Prüfungsordnung bedingt waren. Andererseits erwiesen sich die Prüfungsakten als ungleichartig angelegt, sodaß die Revision nicht durchweg in demselben Umfange geübt werden konnte. Zur Beseitigung dieser Mißstände stellte das Gesundheitsamt eine Reihe von Vorschlägen auf, welche eine einheitliche Handhabung der nicht ausdrücklich in dem Reglement vorgesehenen Punkte auf dem Wege der Vereinbarung, sodann eine thunlichst gleichmäßige Ausführung der Vorschriften durch Benutzung einheitlicher Formulare zum Ziele hatten. Eine definitive Regelung dieser Angelegenheit steht zwar noch aus, dürfte aber mit Wahrscheinlichkeit binnen kurzer Zeit erreicht werden. Die Revision der Prüfungsakten ist bis jetzt zweimal vorgenommen worden.

2. Thierärzte.

Siehe den Abschnitt „Veterinär-Angelegenheiten".

3. Apotheker.

Die auf die Prüfung der Apotheker und der Apothekergehülfen bezüglichen Vorschriften sind bereits vor der Begründung des Gesundheitsamtes erlassen worden. Die Bestimmungen über die Termine der Prüfungen, die Zulassung zu denselben, die Bezeichnung der Censuren und die Zulassung der Apothekergehülfen zum Serviren haben inzwischen durch die Bekanntmachungen vom 4. Februar 1879 (Centralbl. für das Deutsche Reich 1879, S. 91), 25. Dezember 1879 (ebd. S. 850), 23. Dezember 1882 (ebd. 1882, S. 458) und 13. Januar 1883 (ebd. 1883, S. 12) Abänderungen erfahren. Bei einzelnen derselben hat das Gesundheitsamt sich gutachtlich zu äußern gehabt.

2. Medizinal-Statistik.[1]

Die Thätigkeit des Gesundheitsamtes auf diesem Gebiete begann im Oktober 1876 mit der

Statistik der Gesammtsterblichkeit,

welche sich zunächst nur auf die Bevölkerung in den städtischen Gemein=
wesen mit 15 000 und mehr Einwohnern erstreckte. Mit dankenswerther
Bereitwilligkeit folgten die Gemeindeverwaltungen dem an sie gestellten Ersuchen
und sandten vom Jahre 1877 an die Berichte auf Formularen, welche den Er=
gebnissen der Verhandlungen des internationalen statistischen Kongresses zu Budapest
(1876) entsprechend aufgestellt waren, regelmäßig ein. Die Zahl dieser Städte belief
sich in den ersten Jahren auf 149 und wuchs unter Hinzutritt derjenigen Städte,
deren Bevölkerung nach Ausweis der inzwischen stattgehabten Volkszählungen min=
destens die Höhe von 15 000 Seelen erreicht hatte, 1882 auf 173 und 1886 auf 193.

Die Mittheilungen über die Sterblichkeits=Vorgänge in den genannten Städten
werden im Gesundheitsamte zu tabellarischen Übersichten zusammengestellt und diese
nebst kurzer Hervorhebung der wichtigeren Vorkommnisse in den „Veröffentlichungen
des Kaiserlichen Gesundheitsamtes" zur allgemeinen Kenntniß gebracht. Neben den
Bevölkerungszahlen wurden in den ersten Jahren die Todesfälle nach der absoluten
und der auf's Jahr und 1000 Einwohner berechneten relativen Höhe, ferner nach
dem Alter der Gestorbenen und nach Todesursachen publicirt. Die Todtgeborenen
blieben außer Betracht; die unterschiedenen Altersstufen der Gestorbenen waren: 0—1,
2—5, 6—20, 21—40, 41—60, 61—80 und darüber, die besonders berücksichtigten
Todesursachen a) als „Infektionskrankheiten": Pocken, Masern und Rötheln, Scharlach,
Rachendiphtherie und Halsbräune (Croup), Keuchhusten, Unterleibstyphus, (gastrisches
Fieber und Nervenfieber), Flecktyphus, Cholera, Ruhr, Kindbettfieber (Puerperal=
fieber), andere Infektionskrankheiten, b) als „andere vorherrschende Krankheiten":
Lungenschwindsucht, akute entzündliche Krankheiten der Athmungsorgane, Apoplexie
(Schlagfluß), akuter Gelenkrheumatismus, Darmkatarrh, Brechdurchfall, c) als „ge=
waltsamer Tod": Verunglückung oder nicht konstatirte Ursache, Selbstmord, Todtschlag.

Nachdem bereits in der Zwischenzeit einzelne Modifikationen sich als zweck=
mäßig herausgestellt hatten, erfuhr die Art der Publikation ihrem Inhalte nach eine
durchgreifende Änderung zum 1. Juli 1885, als beim Übergange der Veröffentlichun=
gen in die Hände eines anderen Verlegers die schon längere Zeit als Bedürfniß
empfundene Umgestaltung des Blattes verwirklicht wurde. Die Berichterstattung
erfolgt Seitens der betheiligten Gemeinden zur Zeit nach folgendem Formulare für
die Wochenberichte, welches mit den nöthigen Abänderungen auch für die Monats=
berichte eingeführt ist.

---

[1] Impfstatistik siehe unter Infektionskrankheiten: Pocken und Impfung.
Veterinärstatistik siehe unter Veterinärwesen.

Nachweis der Bevölkerungsvorgänge

von Sonntag, den .... bis Sonnabend, den .... 188 .

Stadt ....

Jahr ....

............^{te} Jahreswoche.

Lebendgeborene der (der Berichtswoche) vorangegangenen Woche . . .. männliche, ... weibliche, ... insgesammt.

Todtgeborene „ „ „ „ „ . . .. männliche, ... weibliche, ... insgesammt.

Gestorbene (ausschl. Todtgeborene) . . . . männliche, ... weibliche, ... insgesammt.

darunter Kinder im Alter von 0 bis 1 Jahr . . . . ehelich }
...... außerehelich } geborene.

Todesursachen.

	Zahl der Fälle.		Zahl der Fälle.		Zahl der Fälle.
1. Pocken	....	8. Akute Darmkrankheiten einschl. Brechdurchfall . . darunter	....	11. Akute Erkrankungen der Athmungsorgane	....
2. Masern und Rötheln . . .	....	a) Brechdurchfall aller Alterskl.	....	12. Alle übrigen Krankheiten	....
3. Scharlach	....	b) Brechdurchfall von Kindern bis zu 1 Jahr	....	13. Gewaltsamer Tod:	
4. Diphtherie und Croup . .	....			a) Verunglückung oder nicht näher festgestellte gewaltsame Einwirkung	....
5. Unterleibstyphus incl. gastrisches und Nervenfieber	....	9. Kindbett- (Puerperal-) Fieber	....		
6. Flecktyphus	....			b) Selbstmord	....
7. Cholera asiatica	....	10. Lungenschwindsucht . . .	....	c) Todtschlag	....

(Unterschrift.)

Gemäß dem vorstehenden, auf eingehenden Berathungen im Gesundheitsamte beruhenden Formulare trat eine Spalte für die Todtgeborenen neu hinzu (in den Veröffentlichungen selbst wurde eine weitere für die Verhältnißzahl der Gestorbenen in der vorangehenden fünfjährigen Periode hinzugefügt), dagegen wurden die Angaben über das Alter der Gestorbenen, sowie über die Todesursachen wesentlich vereinfacht. Für die bei uns nur seltener vorkommenden Seuchen, wie Pocken, Flecktyphus, Rückfallsfieber, Cholera, Pest, sind behufs Raumersparniß besondere Spalten in den Wochen- und Monats- (nicht auch Jahres-) Nachweisungen der Veröffentlichungen selbst nicht angelegt, vielmehr werden die etwa gemeldeten Fälle im Texte aufgeführt. Die Todesfälle an einigen anderen Seuchen „Ruhr, Keuchhusten, akuter Gelenkrheumatismus" werden nur bei zahlreicherem Vorkommen im Texte namhaft gemacht. „Apoplexie (Schlagfluß)" konnte ohne Nachtheil aus der Reihe der einzeln aufgeführten Todesursachen fortbleiben. Ferner wurden die beiden Spalten „Rachendiphtherie" und „Halsbräune", sowie diejenigen „Lungen- und Luftröhrenentzündung" und „andere akute Erkrankungen der Athmungsorgane" zu je einer „Diphtherie und Croup" bez. „akute Erkrankungen der Athmungsorgane" zusammengezogen. Die auf die Darmkatarrhe und Brechdurch fälle bezüglichen Spalten sind jetzt in der Weise formulirt, daß sie zunächst alle akuten Darmkrankheiten einschließlich des Brechdurchfalls umfassen, dann aber gesondert erkennen lassen, wieviel Personen im Ganzen und wieviel Kinder bis zu einem Jahr dem Brechdurchfall erlegen sind. Die früheren drei Spalten für die gewaltsamen Todesarten sind in den Wochen= und Monats= (nicht auch Jahres=) Übersichten der Veröffentlichungen zu einer einzigen („gewaltsamer Tod“) vereinigt. Da die Lungenschwindsucht jetzt mit Sicherheit, der Brechdurchfall mit großer Wahrscheinlichkeit als Infektionskrankheiten anzusehen sind, so war bei der neuen Eintheilung der Todesursachen von den früheren generellen Überschriften „Infektionskrankheiten, andere vorherrschende Krankheiten u. s. w.“ abzusehen nnd dementsprechend auch die Spalte „andere Infektionskrankheiten“ zu streichen. Durch diese Änderungen gelang es, das statistische Tabellenwerk der Veröffentlichungen bedeutend zu vereinfachen und mehr Platz für andere Gegenstände zu gewinnen.

Den Werth des in Rede stehenden Berichtsmaterials anlangend, dürfte dasselbe, was die Vollständigkeit der Angaben über die Geborenen und die Gestorbenen betrifft, auf ausreichende Zuverlässigkeit Anspruch erheben können, da es auf den standesamtlichen Aufzeichnungen beruht und größtentheils von den Standesämtern selbst, bezw. von den städtischen statistischen Bureaus geliefert wird. Anders liegt die Sache bezüglich der Todesursachen; die Angaben aus denjenigen Städten, welche weder Leichenschau, noch obligatorische ärztliche Todtenscheine eingeführt haben, noch auch die Nachweisungen von einem Arzte zusammenstellen oder prüfen lassen, müssen verhältnißmäßig als am wenigsten verbürgt angesehen werden. Das Gesundheitsamt hat daher seit vorigem Jahre eine Sonderung der Berichte in der Weise vorgenommen, daß es diejenigen, welche, wie eben bezeichnet, durch die Hand eines Arztes gegangen sind, mit einem den Namen der betreffenden Städte vorgesetzten † versieht. Hierbei zeigt sich, daß von 193 Städten zur Zeit 167 bemüht sind, für ihre Angaben eine größere Zuverlässigkeit zu gewinnen.

Die Mittheilungen aus den Städten wurden zuerst wöchentlich, vierteljährlich und jährlich tabellarisch in den „Veröffentlichungen“ bekannt gegeben. Mit den wöchentlichen Publikationen wurde eine die wichtigeren Vorkommnisse umfassende „Wochenschau“ im Texte verbunden. Die Gruppirung der Städte in den Tabellen erfolgte nach ihrer klimatischen Lage unter Annahme der acht mehr oder weniger bestimmt abgrenzbaren Klimakreise: Ostsee=Küstenland, Oder= und Warthegebiet, süddeutsches Hochland, mitteldeutsches Gebirgsland, sächsisch=märkisches Tiefland, Nordsee=Küstenland, niederrheinische und oberrheinische Niederung. Die Zahlen wurden für jede Stadt einzeln, für jeden Klimakreis und für alle Städte zusammen veröffentlicht. Bei dieser Gruppirung wünschte man die Beziehungen des herrschenden Krankheits=Charakters zu den Witterungseinflüssen leichter zur Anschauung zu bringen, und verband zu diesem Zwecke mit den Angaben über die Sterbefälle solche über den Witterungsgang in jedem dieser Kreise, welcher nach den Nachweisen je einer charakteristisch gelegenen Beobachtungs=Station — Konitz, Breslau, München, Heiligenstadt, Berlin, Bremen, Köln, Karlsruhe — zunächst diagraphisch, vom Juli 1880 an in Folge mehrfach geäußerter Wünsche der Leser zahlenmäßig dargestellt wurde. Die meteorologischen Nachweise erschienen wöchentlich und umfaßten die täglichen Schwankungen der Temperatur vom Maximum zum Minimum, den Gang des Luftdrucks, die täglichen Schwankungen des relativen Feuchtigkeitsgrades der Luft, die tägliche Regenmenge und die vorherrschenden Windrichtungen jedes der gewählten Beobachtungsorte.

Bei der schon erwähnten Umgestaltung des Blattes erfuhren vor Allem die meteorologischen Mittheilungen eine erhebliche Einschränkung. Man konnte sich der Thatsache nicht verschließen, daß die an den wenigen oben genannten Stationen erhobenen Daten doch nur für den allernächsten Umkreis maßgebend sind, sobald es sich darum handelt, Erkrankungs- bezw. Sterblichkeitsvorgänge mit den je nach der Örtlichkeit außerordentlich schwankenden Witterungserscheinungen in Beziehung zu setzen. Andererseits erlaubten die Mittel des Amtes nicht, die Zahl der zu benutzenden Beobachtungs-Stationen in einer seinen Zwecken entsprechenden Weise zu vergrößern; auch war es nicht thunlich, die von der Deutschen Seewarte aufgenommene umfassende tägliche Berichterstattung über die Witterungsverhältnisse hierfür zu verwerthen. Es wurde daher der Ausweg gewählt, lediglich die Beobachtungen je einer nördlichen und südlichen, in einer Großstadt belegenen Station — Berlin (Landwirthschaftliche Hochschule) und München (Meteorologische Centralstation) — den wöchentlichen Publikationen einzuverleiben; diese Witterungsnachweise werden, Dank dem Entgegenkommen der genannten Institute, unentgeltlich geliefert. Um aber auch den bestehenden Anschauungen über den Zusammenhang des Bodens mit gewissen infektiösen Krankheiten gerecht zu werden, werden monatlich die Grundwasserstände und Bodentemperaturen ebenfalls in Berlin (Grundwasser-Beobachtungen der städtischen Deputation für die Verwaltung der Kanalisationswerke, sowie Bodentemperatur-Messungen der Landwirthschaftlichen Hochschule) und in München (Hygienisches Institut), erstere nach acht-, letztere nach vierzehntägigen Beobachtungen mitgetheilt. Dem hygienischen Interesse dieser Erhebungen entsprechend werden vornehmlich die Messungen der Temperatur in den oberen Bodenschichten, und zwar in einer Tiefe von 0, $\frac{1}{4}$, $\frac{1}{2}$, 1, $1\frac{1}{2}$ m verwerthet.

Die Sterblichkeitsvorgänge werden neuerdings auch nach Kalendermonaten zusammengestellt. Auf diese Monatsnachweisungen ist sogar das Hauptgewicht gelegt worden. In diesen werden seit dem 1. Juli 1885 die Geburts- und Todesfälle aus sämmtlichen einschlägigen Städten zusammengestellt, während die wöchentlichen nur die entsprechenden Daten der Städte mit 40 000 und mehr Einwohnern umfassen.

Die Gründe, welche zu einer Vereinfachung der Berichterstattung über die Witterungsnachrichten führten, veranlaßten gleichzeitig die Beseitigung der Klimakreise. Die Städte werden in den Monats-, Vierteljahrs- und Jahresübersichten staatenweise, in den Wochenübersichten, in welchen sich eine gleiche Anordnung wegen der weit geringeren Zahl der hierher gehörigen Städte nicht empfahl, in alphabetischer Folge gruppirt.

Auch die Form des die Tabellen begleitenden Textes ist eine andere geworden. Die wöchentlichen Bemerkungen beschränken sich ausschließlich auf eine knapp gehaltene Hervorhebung sämmtlicher Todesfälle an Pocken, Flecktyphus, Rückfallsfieber, Cholera, Pest, epidemischer Genickstarre, sowie der in erheblicherer Zahl gemeldeten Todesfälle an den übrigen Infektionskrankheiten, die monatlichen suchen gleichzeitig einen Überblick über den allgemeinen Gang der Sterblichkeit, unter Anführung einzelner auf besonders günstige oder ungünstige Verhältnisse hinweisender Thatsachen, zu gewähren. Die Jahrestabelle ist zum ersten Male für das Jahr 1884 einer eingehenderen Bearbeitung unterzogen worden, welche im ersten Bande der „Arbeiten aus dem Kaiserlichen Gesundheitsamte" erschienen ist.

Mit den Nachrichten über die Sterblichkeitsvorgänge in den deutschen Städten verband das Amt von vornherein solche aus den wichtigsten Plätzen des Auslandes. Es sollte dadurch nicht allein die Möglichkeit geboten werden, Zahl und Art der Todesfälle im In= und Auslande in Vergleich zu stellen, sondern vornehmlich auch, die Verbreitung und den Gang der verschiedenen Seuchen an sich thunlichst zu verfolgen. Das Material wird theils von den deutschen Konsuln, theils von den zuständigen ausländischen Behörden eingesandt. Bei der Auswahl der Berichtsplätze war der Wunsch nach einer Vertretung möglichst sämmtlicher Welttheile und größeren Kultur=Staaten maßgebend. Die Ziffer dieser Städte betrug ursprünglich 33, im zweiten Jahre stieg sie auf 44 und seit 1881 auf 50. Bei der Umgestaltung der Veröffentlichungen wurde eine Scheidung derselben in der Weise vorgenommen, daß die europäischen Städte (ausschließlich solcher, aus denen nur monatliche Nachweisungen eingehen) in den wöchentlichen, die übrigen in den monatlichen Berichten berücksichtigt werden. Für gewöhnlich beläuft sich ihre Gesammtzahl jetzt auf ca. 45 (darunter 24 europäische mit Wochennachweisen); einige weitere Städte, welche noch in Aussicht genommen waren, liefern ihre Mittheilungen unregelmäßig, sodaß sie kaum in Betracht kommen. Die Art der Publikation der ausländischen Sterblichkeitsberichte ist, was die Tabellen und den Text anlangt, genau die gleiche, wie bei den inländischen.

Statistik der Kindersterblichkeit.

Der Plan, die Kindersterblichkeit im Deutschen Reiche zu bearbeiten, wurde im Anschlusse an die in der Sektion für Hygiene auf dem Brüsseler Kongresse 1876 über diese Frage stattgehabten Verhandlungen schon Ende des genannten Jahres aufgenommen. Die Arbeit sollte zunächst die Kindersterblichkeit der Jahre 1875 bis 1877 umfassen, dabei aber lediglich auf den von den einzelnen Bundesstaaten bereits gesammelten und bei den Landes=Centralstellen in fertigen Zusammenstellungen vorliegenden Erhebungen fußen. Von einer nachträglichen Erhebung des einschlägigen Materials nach einheitlichen, vorher vereinbarten Gesichtspunkten mußte abgesehen werden, weil dies sehr erhebliche Kosten verursacht hätte, und es dennoch fraglich gewesen wäre, ob die Aufnahmen sich überall in vollem Umfange würden ermöglichen lassen. Bei der erwähnten Beschränkung ist allerdings nicht zu vermeiden gewesen, daß das Material Lücken aufweist. So konnten aus einigen Staaten nur die Zahlen für die beiden Jahre 1876 und 1877, in anderen die Angaben nicht für alle Rubriken des vom Gesundheitsamte aufgestellten Formulars mitgetheilt werden. Immerhin ist es gelungen, ein Material zu erhalten, welches den Versuch einer weiteren Bearbeitung wohl verdient, und welches um so mehr zu schätzen ist, als gleich umfängliche Unter=lagen, welche sich auf das ganze Reich beziehen, auf medizinal=statistischem Gebiete noch sehr spärlich vorhanden sind.

Das aus den Jahren 1875 bis 1877 vorhandene Material weist die Höhe der männlichen, weiblichen und gesammten Bevölkerung, der Lebendgeborenen im Ganzen und nach dem Civilstande getrennt, der Gestorbenen (ausschließlich der Todt=geborenen) im Ganzen und nach Geschlechtern getrennt, der Todtgeborenen, der Ge=storbenen (nach dem Civilstande getrennt) innerhalb des 1. Tages, der ersten 3 Tage, der ersten Woche, der ersten zwei Wochen, des 1. Monats, der ersten 6 Monate, des 1. Jahres, des 2., des 3.—5., des 6.—10., des 11.—15. Jahres nach. Diese Angaben sind von den Einzelstaaten nach Stadt= und Landgemeinden, in Preußen innerhalb jedes Kreises, in den übrigen Bundesstaaten innerhalb der entsprechenden Verwaltungsbezirke, desgleichen nach Provinzen, Regierungsbezirken u. s. w. zusammen=gestellt und dem Gesundheitsamte überwiesen worden. Die dafür von einigen Staaten liquidirten Bureaukosten betrugen im Ganzen 1843 M. 45 ₰. Die weitere Behandlung des Materials im Gesundheitsamte bestand zunächst in einer Berechnung von Verhältnißziffern, welche durch Beziehung der Lebendgeborenen auf je 100 Ein=wohner, der gestorbenen Kinder im Alter bis zu 1 Jahre innerhalb der einzelnen näher bezeichneten Perioden auf je 100 Lebendgeborene, der gestorbenen Kinder im Alter von 6 Monaten und darüber auf je 100 überhaupt Gestorbene, der über=haupt Gestorbenen auf je 100 Einwohner ermittelt wurden.

Da das ohnehin sehr geringe Personal, welches für die statistischen Arbeiten im Gesundheitsamte zur Verfügung steht, erst immer nach Erledigung der laufen=den Aufgaben, also nur nebenher sich mit den ziemlich erheblichen Berechnungen der Kindersterblichkeit beschäftigen konnte, die Arbeit auch eine Weile ganz ruhen mußte, so war es allerdings nicht zu vermeiden, daß eine eigentliche Verwerthung des Materials erst 1882 in Angriff genommen werden konnte. Leider verzögert sich auch diese, sehr gegen den Willen des Amtes, aus äußeren Gründen.

Statistik der Todesfälle an Pocken.

Das Gesundheitsamt hat, um die Wirkungen des Impfgesetzes zur eigenen Information und zur Auskunftertheilung im Reichstage kennen zu lernen, fortdauernd die Sterblichkeit an Pocken im In= und Auslande verfolgt und in Tabellen über=

sichtlich zusammengestellt. Eine Frucht dieser Arbeiten bilden die der Impfkommission vorgelegten Tafeln zur Veranschaulichung der Wirkungen des Impfgesetzes und die Übersicht der Pockentodesfälle in den Regierungs=Bezirken Preußens in den Jahren 1875 bis 1881. Die ersteren, welche schon am 6. Juni 1883 unter den Reichstags= mitgliedern vertheilt worden waren, stellen diagraphisch die auf je 100 000 Ein= wohner berechnete Zahl der Pockentodesfälle in Preußen von 1816 bis 1882, in Österreich von 1842 bis 1881, in einer Anzahl größerer Städte des In= und Aus= landes (Berlin, Hamburg, Breslau, München, Dresden — London, Paris, Wien, Petersburg, Prag) für die Jahre 1870 bis 1882, sodann die auf je 100 000 Mann berechneten Erkrankungen und Todesfälle an Pocken in der preußischen (bezw. deut= schen), in der österreichischen und in der französischen Armee von 1867 bis 1882 dar, soweit das Material erhältlich war. Zu den drei ursprünglichen Tafeln, welche die eben aufgeführten Daten enthielten, kamen nachträglich drei andere, auf welchen die Pockensterblichkeit von 16 deutschen Städten während der Jahre 1868 bis 1883 und von 8 auswärtigen Städten von 1870 bis 1883 in analoger Weise veran= schaulicht wurde.

Die andere Druckschrift giebt in Tabellenform eine Übersicht der Pockentodes= fälle, welche in den einzelnen Regierungsbezirken Preußens von 1875 bis 1881 vor= gekommen sind. Dabei werden diejenigen Kreise hervorgehoben, welche während dieser Zeit mehr als zehn Pockentodesfälle auf 100 000 Einwohner im Jahre auf= zuweisen hatten. Diese relativen Ergebnisse wurden in farbigen Kartogrammen veranschaulicht, von denen wenigstens die auf das erste und auf das letzte Beobach= tungsjahr bezüglichen der Öffentlichkeit übergeben sind.

Im Verlaufe der Zeit machte sich das Bedürfniß immer fühlbarer, eine auf das ganze Reich ausgedehnte, erschöpfende Statistik über die Pockensterblichkeit zu besitzen. Schon im Jahre 1880 war das Gesundheitsamt bemüht, sich das hierzu erforder= liche Material zu beschaffen, und zwar womöglich auf der Grundlage ärztlicher Er= hebungen; letzteres deshalb, weil sich bei einer in Preußen stattgehabten Bearbeitung der Statistik der Todesursachen auf Grund der von den Standesbeamten gelieferten statistischen Notizen für die Jahre 1877 und 1878 herausgestellt hatte, daß in die=. sen Notizen bei einer großen Anzahl von Sterbefällen „die Pockenkrankheit" bezw. „die Kuhpockenimpfung" als Todesursache irrthümlich angegeben war. Der Reichs= kanzler ersuchte damals die Bundesregierungen um den Erlaß von Anordnungen, durch welche derartigen Unrichtigkeiten vorgebeugt bezw. deren Berichtigung herbei= geführt würde. Als die schon genannte Reichs=Impfkommission tagte, wurde die Herstellung einer Pockenstatistik unter die Berathungsvorlagen mit aufgenommen. Die Kommission faßte in dieser Beziehung folgende Beschlüsse, welchen der Bundes= rath in seiner Sitzung vom 18. Juni 1885 (§. 372 der Protokolle) auf Antrag seines IV. Ausschusses (Nr. 98 der Bundesraths=Drucksachen) zustimmte:

1. Innerhalb 8 Tagen nach jedem Todesfall an Pocken ist von dem durch die Landesregierung zu bestimmenden Medizinalbeamten eine Meldekarte auszufüllen, welche die in der Anlage bezeichneten Rubriken enthalten muß.

Es wird empfohlen, behufs Sicherung der Vollständigkeit der Nachweise, ein entsprechendes Zusammenwirken des Medizinalbeamten und der Standesbeamten des betreffenden Bezirks herbeizuführen.

Innerhalb einer weiteren von der Landesregierung anzuordnenden Frist ist die Meldekarte an die statistische Centralstelle des Staats bezw. eine andere von der Landesregierung zu bestimmende Stelle behufs Sammlung, Prüfung und etwaiger Verarbeitung für Landeszwecke zu übermitteln.

2. Bis zum 1. März jeden Jahres sind die auf das Vorjahr bezüglichen Karten aus den einzelnen Staaten an das Kaiserliche Gesundheits=Amt einzusenden. Diesem ist gleichzeitig eine Uebersicht mitzutheilen, welche die auf den Anfang des betreffenden Jahres berechnete Bevölkerung derjenigen Städte, die nach der letzten Volkszählung 20 000 und mehr Einwohner hatten, nach zehnjährigen Altersklassen für beide Geschlechter getrennt, ersichtlich macht. Sofern für diese Berechnung bestimmtere Daten nicht vorliegen, ist sie so vorzunehmen, daß die aus der letzten Volkszählungsperiode zu ermittelnde durchschnittliche jährliche Bevölkerungs=Zu= oder Abnahme der betreffenden Stadt auch für die Jahre nach der letzten Volkszählung, sowohl bezüglich der ganzen Stadtbevölkerung, als auch bezüglich der beiden Geschlechter und einzelnen Altersklassen derselben, angenommen wird.

Meldekarte für Todesfälle an Pocken.

Gemeinde: ————————————————————————

Verwaltungsbezirk: (Preußen: Kreis, Bayern: Bezirksamt u. s. w.): ——————————

Staat: ————————————————————————

Straße: ———————— Nr. ———— des Sterbehauses (event. Bezeichnung des Krankenhauses).

Vor= und Familienname $\frac{\text{des}}{\text{der}}$ Gestorbenen: ——————————————

Geschlecht: männlich, weiblich. (Zutreffendes zu unterstreichen.)

Tag, Monat, Jahr der Geburt: ——————————————————————

Beruf (bei nicht erwerbsthätigen bezw. nicht selbstständigen Personen — Ehefrauen ohne eigenen Beruf, Kindern u. s. w. — Beruf des Haushaltungsvorstandes): ————————

Bemerkung darüber, ob $\frac{\text{der}}{\text{die}}$ Verstorbene regelmäßig außerhäuslich, etwa in einer Fabrik, Werkstatt u. s. w. — und welcher Art (z. B. Papierfabrik) — beschäftigt war, oder eine Schule besuchte: ————————————————————

Tag, Monat, Jahr des Todes: ——————————————————

Ort und Datum: ————————————————

Unterschrift des meldenden Medizinalbeamten:

————————————————

In Folge dieser Entschließung ersuchte der Bundesrath die Regierungen, die erforderlichen Anordnungen auf Grund des §. 18 Absatz 2 des Impfgesetzes zu treffen. Besondere Ausführungs=Bestimmungen sind von einem großen Theile der Regierungen bereits erlassen worden. Die erste Erhebung der Pockensterbefälle wird sich auf das Jahr 1886 beziehen, und somit die Bearbeitung derselben mit dem 1. März nächsten Jahres ihren Anfang nehmen.

Statistik der Erkrankungen an ansteckenden und gemeingefährlichen Krankheiten.

Die allgemeine Durchführung einer Statistik über die Erkrankungen an ansteckenden und gemeingefährlichen Krankheiten wurde vom Bundesrathe gemäß den Vorschlägen der zur Vorbereitung einer Reichs=Medizinal=Statistik eingesetzten Kommission, sowie seines mit der Prüfung des Berichts dieser Kommission beauftragten Ausschusses (Session von 1875) so lange ausgesetzt, bis der Erlaß eines Reichsgesetzes über die Anzeigepflicht bei dem Ausbruche ansteckender und gemeingefährlicher Krankheiten eine hinreichend sichere Unterlage hierfür bieten würde. Ein diesbezüglicher Entwurf war vom Gesundheitsamte schon in den ersten Jahren seiner Thätigkeit ausgearbeitet worden, doch stellten sich seiner Erhebung zum Gesetze nicht zu überwindende Schwierigkeiten entgegen. Unter diesen Umständen zog das Amt, durchdrungen von der Bedeutung einer fortlaufenden öffentlichen Berichterstattung über das Auftreten gemeingefährlicher Krankheiten, es vor, in dieser Richtung auf dem Wege der Verständigung, zunächst mehr zum Zwecke wissenschaftlicher Bearbeitung einen Versuch zu wagen. Im Jahre 1880 wurden die ersten einleitenden Schritte unternommen. Das Amt hoffte auf eine rege Mitarbeit von Seiten der Medizinal=Beamten und Fachleute, sowenig es auch verkannte, daß die Berichterstattung in der ersten Zeit nur geringen Anspruch auf Verwerthbarkeit werde machen können. Die hohen Bundesregierungen kamen mit Wohlwollen entgegen und suchten die Angelegenheit thunlichst zu fördern. Gleichwohl waren die entgegenstehenden Schwierigkeiten zu große. Zunächst kam in Betracht, daß die Verpflichtung zur Anzeige innerhalb der einzelnen Staaten in sehr verschiedenem Umfange geregelt ist. Wollte man sich daher nicht mit einer höchst beschränkten Grundlage für die Erhebungen begnügen, so mußte man es mit einer (von Seiten der berichterstattenden Ärzte) freiwilligen und daher die Vollständigkeit weniger verbürgenden Berichterstattung versuchen. Noch beträchtlicher waren die finanziellen Hindernisse. Beschaffung und Frankatur der an die einzelnen praktischen Ärzte zu liefernden Meldekarten behufs wöchentlicher Ausfüllung und Sendung an die Kreisphysiker und von diesen an die Regierungspräsidenten würden allein für Preußen jährlich die Summe von ca. 20 000 M. erfordert haben.

So laufen denn bisher nur aus einigen Bezirken regelmäßige Meldungen ein. Dieselben sind seit dem 18. Mai 1882 in der Wochenschau der diesseitigen Veröffentlichungen verwerthet, seit Juli vorigen Jahres außerdem in einer besonderen Tabelle wöchentlich zusammengestellt. Die Meldungen erstrecken sich auf Cholera, Pocken, Unterleibstyphus, Flecktyphus, Masern, Scharlach, Diphtherie und Kindbettfieber. Regelmäßige Mittheilungen gehen zur Zeit ein von der Königl. Sanitäts=Kommission zu Berlin, vom statistischen Amte der Stadt Breslau, vom Medizinal=Inspektorate zu Hamburg, von den Königlich preußischen Regierungs= und Medizinalräthen zu Aachen, Aurich, Düsseldorf, Erfurt, Hildesheim, Königsberg, Marien-

werder, Münster, Schleswig, Stettin, Stralsund, Trier, Wiesbaden und von den Fürst-
lich reußischen Physikats-Bezirksärzten des Burgkreises, von Greiz und von Zeulenroda
(von letzteren allmonatlich). Angeschlossen haben sich noch der Verein für öffentliche
Gesundheitspflege zu Nürnberg und der Ärzte-Verein zu Frankfurt a. O. (derselbe
meldet in 14 tägigen Intervallen). Die Mittheilungen gelangen im Allgemeinen
so rechtzeitig hierher, daß sie schon in die, acht Tage nach Ablauf der Berichtswoche erscheinende Nummer der Veröffentlichungen aufgenommen werden können.

Eine weitere Quelle für die Publikation von Erkrankungen an gemeingefährlichen Krankheiten bot sich in denjenigen statistischen Bulletins einiger ausländischer
Städte, welche auch für die Sterblichkeits-Statistik benutzt werden. So gestatten
die Wochenberichte aus Budapest, Christiania, Kopenhagen, Petersburg, Stockholm
und Wien eine mehr oder weniger eingehende Orientirung über die Verbreitung der
Infektionskrankheiten in diesen Orten. Die einschlägigen Angaben finden in den
wöchentlichen Nachrichten der Veröffentlichungen über den Gang der Volkskrankheiten
Verwerthung.

Statistik der Erkrankungen an Pocken.

Als die im Jahre 1884 berufene Reichs-Impfkommission sich schlüssig machte,
die Erhebung einer Pockenstatistik zu empfehlen, wurde von einigen Seiten lebhaft
dafür gesprochen, dieselbe nicht auf die Todesfälle zu beschränken, sondern auch auf
die Erkrankungen auszudehnen. Die obligatorische Einführung einer solchen Statistik
hat die Kommission nun zwar nicht in Vorschlag gebracht, wohl aber wurde bei den
Berathungen dem Wunsche Ausdruck verliehen, daß neben der obligatorischen Sterblichkeits-Statistik auch ferner innerhalb der Einzelstaaten möglichst eingehendes stati-
stisches Material über die Erkrankungen gesammelt werden möge. Insbesondere wurde
darauf hingewiesen, daß sich für derartige Erhebungen zeitlich und örtlich begrenzte
Epidemien in erster Linie eignen. Das Gesundheitsamt war bereit, der Erfüllung
dieses Wunsches nach Kräften Vorschub zu leisten und erbot sich, die Bearbeitung
des etwa gesammelten Materials, unbeschadet einer vorherigen Verwerthung desselben durch die Behörden der Bundesstaaten, zu übernehmen. Um der Arbeit jedoch
von vornherein einen einheitlichen Charakter zu sichern, empfahl das Amt, sich bei
den Aufnahmen des nachstehenden Formulars zu bedienen. Dasselbe soll, da es in
erster Linie darauf ankommt, zuverlässige Angaben, namentlich auch bezüglich des
Impfverhältnisses der Erkrankten zu erhalten, wenn angängig, durch einen Arzt ausgefüllt und alsbald nach der Heilung oder nach dem Tode des Kranken von dem
Arzte, eventuell von der Polizeibehörde an den zuständigen Medizinal-Beamten eingereicht werden. Zur Beantwortung einzelner Fragen der Meldekarte ist eine Instruktion beigegeben.

Meldekarte für Erkrankungen an Pocken.

Gemeinde ....

Verwaltungsbezirk (Kreis, Bezirksamt pp.) ....

Staat ....

Wohnung des Erkrankten (Straße u. No.):

____

1. **Vor- und Familienname des Erkrankten:** ....

2. **Geschlecht:** männlich? .... weiblich? ....

3. **Alter:** geb. den .... 18... (wenn der Tag der Geburt nicht bekannt, wie alt? ....)

4. **Geburtsort:** .... Verwaltungsbezirk (Kreis, Bezirksamt pp.) ....
   für außerhalb des Staates Geborene: Geburtsland ....

5. **Genaue Bezeichnung des Hauptberufes:** ....
   Stellung im Hauptberuf (z. B. selbständig, Geselle u. s. w.) ....
   Ort der Beschäftigung: ....

6. **Für Zugereiste ist anzugeben:** wann zugereist? .... woher? ....

7. **Datum der Erkrankung?** ....
      „   „ angefangenen ärztlichen Beobachtung: ....
      „   „ etwaigen Aufnahme in ein Krankenhaus: .... in welches? ....

8. **Impfverhältniß:** Mit Erfolg geimpft? .... wann? ....
   a) Sind deutliche Impfnarben vorhanden? .... wie viele? ....
   b) Sind undeutliche   „   „   wie viele? ....
   Ohne Erfolg geimpft? .... durch welche Ermittelung festgestellt? ....

   Revaccinirt? .... in welchem Lebensalter zum letzten Male? ....
   Mit Erfolg? .... Ohne Erfolg? .... durch welche Ermittelung festgestellt?
   Ist der Erkrankte Soldat gewesen? .... wann? ....
   Ist Patient bereits pockenkrank gewesen? .... wann? ....
   Sind deutliche Pockennarben vorhanden? .... wo? ....

9. **Verlauf und Dauer der Krankheit:** ....
   Diagnose: Diskrete? .... confluirende? .... hämorrhagische? .... Pocken schwer? ......
        leicht? ....
   Wie lange ist Patient krank gewesen? ....
   Sind Nachkrankheiten beobachtet? .... welche? ....
   Gestorben: wann? .... wo? (in der Wohnung, im Krankenhause? rc.) ......

10. **Ist Ansteckung nachgewiesen?** .... Wie erfolgte dieselbe? ....

       Wohnort: .... Datum: den ....

          Unterschrift: ....
                (des behandelnden Arztes.)

Vermerk des zuständigen Medizinalbeamten:

....

Instruktion zur Ausfüllung der Karte:

Die Beantwortung der Fragen geschieht durch Worte bezw. Zahlen auf den vorgeschriebenen Linien.

Zur Ueberschrift, die Wohnung betreffend: Für etwaige weitergehende medizinalpolizeiliche Erhebungen in größeren Orten empfiehlt es sich, die Wohnung im Hause genau zu bezeichnen. V. = Vorderhaus, H. = Hinterhaus, St. = Stockwerk, K. = Keller.

Zu Frage 5 Absatz 1: Für nicht erwerbsfähige bezw. selbständige Personen (Ehefrauen ohne eigenen Beruf, Kinder pp.) ist der Beruf des Haushaltungsvorstandes anzugeben.

Zu Frage 5 Absatz 3: Die Eintragung über den Ort der Beschäftigung soll ersichtlich machen, ob der Erkrankte regelmäßig außerhäuslich, etwa in einer Fabrik, Werkstatt u. dergl. (welcher Art — z. B. Papierfabrik und wo gelegen?) beschäftigt war oder ob er eine Schule besuchte und welche?

Zu Frage 7 Absatz 1: Für die Feststellung des Datums der Erkrankung ist der im Beginn auftretende Schüttelfrost maßgebend. Fehlte derselbe, so ist ersichtlich zu machen, nach welchem Symptome der Beginn der Erkrankung datirt wurde.

Zu Frage 8: Ueber das Impfverhältniß werden die Angaben, wenn die Aerzte sie durch eigene Untersuchung gewinnen, besonders werthvoll sein. Führt die Untersuchung zu keinem Ergebniß, dann ist anzugeben, ob die Antworten auf Angaben des Patienten oder der Angehörigen beruhen, oder durch Einsicht in amtliche Bescheinigungen (Impfschein, Revaccinationsschein, Impflisten) gewonnen sind.

Der Reichskanzler hat die Vorschläge des Gesundheitsamtes durch Cirkular vom 16. Juli 1885 den Bundesregierungen zur Erwägung anheimgegeben. Da bereits in mehreren Staaten die erforderlichen Verfügungen erlassen sind, welche die Erhebung nach dem angegebenen Formular vorsehen, so darf man sich der Erwartung hingeben, schon für das laufende Jahr eine, wenn auch nicht erschöpfende, so doch auf einen größeren Theil des Deutschen Reichs ausgedehnte, vor Allem aber zuverlässige Statistik der Pockenerkrankungen zu erhalten.

Statistik der Erkrankungen in den Heilanstalten.

Der Ausschuß des Bundesraths für Handel und Verkehr hat seiner Zeit (1875) gemäß dem Berichte der Kommission zur Vorbereitung einer Reichs=Medizinal=Statistik vorgeschlagen, zunächst eine Statistik der Morbidität in den Heilanstalten in Angriff zu nehmen (Nr. 79 der Bundesraths=Drucksachen von 1875), weil eine solche am ehesten zu einer gewissen Vollständigkeit und Vollkommenheit zu bringen sei und, obwohl sie nur einen Theil der Bevölkerung umfasse, doch erkennen lassen werde, welche Krankheiten hier und da vorherrschen und schädlichen Einfluß üben. Der Bundesrath trat diesem Antrage bei und beschloß in seiner Sitzung vom 24. Oktober 1875 (§. 377 der Protokolle), daß die Aufnahmen in den Heilanstalten am 1. Januar jeden Jahres, das erste Mal im Monat Januar 1877 für das Jahr 1876, nach angegebenen Formularen zu veranstalten, und daß die Ergebnisse, deren Mittheilung an die von den Landesregierungen zu bezeichnende Behörde bis längstens

1. April jeden Jahres zu erfolgen habe, nach ebenfalls angegebenem Formulare, für Preußen nach Provinzen, im übrigen staatenweise zusammenzustellen und dem Kaiserlichen Statistischen Amte bis längstens 1. Oktober jeden Jahres mitzutheilen seien. Dieser Beschluß wurde am 30. November 1876 (§. 393 der Protokolle) bezw. 26. September 1878 (§. 452 der Protokolle) dahin abgeändert, daß die erstmalige Aufnahme auf ein Jahr auszusetzen, daher am 1. Januar 1878 für das Jahr 1877 zu bewirken, und daß die Zusammenstellungen, statt an das Statistische Amt, an das inzwischen errichtete Gesundheitsamt einzusenden seien.

Die Heilanstalten werden für den vorliegenden Zweck in öffentliche, d. h. solche aus öffentlichen und Stiftungsmitteln subventionirte, und in private unterschieden. Erstere sollen bei den Erhebungen sämmtlich, letztere nur insoweit Berücksichtigung finden, als sie mindestens elf Betten enthalten. Hierbei kommen in Betracht 1. die allgemeinen Krankenhäuser, 2. die Irrenanstalten, 3. die Heilanstalten für Augenkranke, 4. die Entbindungsanstalten. · Nicht berücksichtigt sind die Militärlazarethe und diejenigen öffentlichen oder privaten Heilanstalten, welche gleichsam Nebenanstalten anderer größerer öffentlicher Institute sind (Krankenanstalten von Zuchthäusern u. s. w.). Bei den Erhebungen in den öffentlichen Anstalten machte sich, zumal in Elsaß-Lothringen, der Übelstand lebhaft fühlbar, daß in dieselben auch Pfründner, Greise u. s. w. lediglich zum Zwecke der Verpflegung aufgenommen werden. Zur Vermeidung der dadurch bedingten Ungleichheit ersuchte der Reichskanzler auf Anregung des Gesundheitamtes durch Cirkular vom 11. Dezember 1880 die Bundesregierungen, den bezüglichen Formularen an auffälliger Stelle den Passus beifügen zu lassen:

> „In die Erhebungsformulare über die Frequenz in den gemischten Anstalten sind Angaben über die in denselben untergebrachten Hospitaliten nur dann aufzunehmen, wenn diese Personen während einer längeren als dreitägigen Erkrankung an einer der in Betracht kommenden Krankheiten in der Krankenabtheilung der Anstalt ärztlich behandelt worden sind. Die Bettenzahl umfaßt nur diejenigen Betten, welche ausschließlich für Kranke bestimmt sind."

Die Ermittelungen in den Entbindungsanstalten beschränken sich auf die Zahl der Entbundenen überhaupt, der am Kindbettfieber Erkrankten und Gestorbenen, der mittelst geburtshülflicher Operation Entbundenen und der hiervon Gestorbenen, der Neugeborenen, unter Hervorhebung der hiervon Todtgeborenen (vor oder in der Geburt Gestorbenen), oder bald nach der Geburt Gestorbenen. In allen übrigen Anstalten soll der jeweilige Stand der Kranken am 1. Januar jeden Jahres, sodann der Zugang im Laufe desselben und der Gesammtabgang bis zum Jahresschlusse, sowie die Zahl der Verpflegungstage, und zwar mit der Unterscheidung nach männlichen und weiblichen Kranken, erhoben werden. Bei den allgemeinen Krankenhäusern und den Irrenanstalten ist außerdem besonders anzugeben, wieviel Kranke mit Tod abgegangen sind.

Behufs Feststellung der in den Anstalten an den einzelnen Krankheiten Behandelten wurden eingehendere Formulare mit übereinstimmender Eintheilung und Benennung der Krankheiten und Krankheitsformen aufgestellt. Das 145 Abtheilungen enthaltende Formular für die Aufnahmen in den allgemeinen Krankenhäusern ist nach dem Grundsatze aufgestellt worden, daß die Unterscheidung nicht zu generell sein dürfe, und daß sie ebensowohl diejenigen Krankheiten zu umfassen habe, welche nur in den seltensten Fällen tödtlich verlaufen, wie diejenigen, welche nur in den günstigsten Fällen zur Genesung, in den meisten aber zum Tode führen. Die einzelnen Krankheiten c. sind in die Hauptgattungen: „Entwicklungskrankheiten, Infektions- und allgemeine Krankheiten, localisirte Krankheiten, anderweitige Krankheiten und unbestimmte Diagnosen" zusammengefaßt. Das Formular für die Augenheilanstalten berücksichtigt in seinen 14 Spalten, zu welchen eine 15. für die Fälle ohne Krankheitsangabe hinzutritt, die Erkrankungen der einzelnen den Augapfel bildenden Bestandtheile und diejenigen der Nebentheile des Auges, sowie die Neubildungen und Verletzungen des Bulbus und die Refraktions- und Akkomodationsanomalien. Bei den Ermittelungen der Geisteskranken wurde Werth darauf gelegt nachzuweisen, bei wieviel behandelten Personen und bei welchen Krankheitsformen Erblichkeit konstatirt werden kann. Im Übrigen wurden, unter Annahme eines vom Verein der deutschen Irrenärzte in der Versammlung zu Wiesbaden (1873) aufgestellten Schemas, die Fälle von Melancholie, Manie, sekundärer Seelenstörung, paralytischer Seelenstörung, Seelenstörung mit Epilepsie, Imbecillität, Idiotie und Kretinismus, Säufer-Wahnsinn unterschieden. Zufolge eines auf Anregung des Vereins der deutschen Irrenärzte vom Bundesrathe unterm 27. März 1884 (§. 157 der Protokolle) gefaßten Beschlusses ist neuerdings die folgende vereinfachte Eintheilung der Geisteskrankheiten angenommen worden: a) einfache Seelenstörung, b) paralytische Seelenstörung, c) Seelenstörung mit Epilepsie, mit Hystero-Epilepsie, d) Imbecillität (angeborene), Idiotie, Kretinismus, e) Delirium potatorum, f) Nichtgeisteskranke.

Die Zuverlässigkeit des Materials, welches zumal im ersten Erhebungsjahre nur vor einer milden Kritik bestehen konnte, ist allmählich eine größere geworden, ohne allerdings selbst jetzt schon eine unbedingte zu sein.

Das Gesundheitsamt hat sich der ihm laut Bundesrathsbeschluß (siehe oben) obliegenden Bearbeitung der Morbiditäts-Statistik unterzogen. Eine eingehendere Publikation derselben hat bisher für das Jahr 1877 (Extra-Beilage zu den „Veröffentlichungen" 1879) und für das Jahr 1882 (Bd. 1 der Arbeiten aus dem Kaiserlichen Gesundheitsamte S. 222—375) stattgefunden, während die Ergebnisse der Jahre 1877—1881 der Hauptsache nach bei Gelegenheit der letzteren Publikation vergleichend zusammengestellt sind. Die Bearbeitung bestand in der Anfertigung tabellarischer Übersichten der absoluten Zahlen, über welche bereits Näheres mitgetheilt ist, nebst Ermittelung der Summen für das Deutsche Reich, sodann in der Berechnung einer Reihe von Verhältnißziffern. Abgesehen von den Entbindungsanstalten, in welchen die Erhebungsresultate lediglich summirt wurden, lassen die Zusammenstellungen der absoluten Zahlen die Frequenz im Allgemeinen mit Unterscheidung der öffentlichen und privaten Anstalten (Zahl der Anstalten, der Betten, der verpflegten Kranken, der Verpflegungstage), sowie die Frequenz nach den einzelnen Krankheitsformen ohne die eben erwähnte Unterscheidung (ursprünglicher Bestand, Zugang, Abgang durch Tod) erkennen. Bei der ausführlicheren Publikation der Resultate von 1882 sind genauere Zahlen über die Frequenz (Bestand, Zugang, Abgang überhaupt, Abgang durch Tod) in den öffentlichen, wie in den privaten allgemeinen Krankenhäusern unter Berücksichtigung der einzelnen Krankheitsformen, in den Irrenanstalten und in den Augenheilanstalten veröffentlicht. Die Verhältnißziffern anlangend, wurde bei den allgemeinen Krankenhäusern 1877 ermittelt, wieviele Verpflegungstage auf je 1 Kranken überhaupt und, soweit die Unterlage dazu gegeben war, wieviele auf je 1 männlichen und weiblichen Kranken kamen, ferner wieviele von je 1000 überhaupt Erkrankten (Zugang) an jeder einzelnen Krankheitsform bezw. Hauptgattung von Erkrankungen litten, und wieviele von je 100 an jeder einzelnen Krankheitsform bezw. Hauptgattung von Erkrankungen und an allen Krankheiten zusammen (Bestand und Zugang) Erkrankten starben. Für das Jahr 1882 wurde die Feststellung der Verhältnißziffern, trotzdem sie nicht nur im Ganzen, sondern auch (was für 1877 nicht geschehen war) nach Geschlechtern erfolgte, doch insofern eine einfachere, als sie nicht für die Krankenhäuser jedes einzelnen Staates bezw. in Preußen jeder Provinz, sondern nur für diejenigen des ganzen Reiches mitgetheilt wurden. Hinsichtlich der allgemeinen Frequenz jedoch ist die letzte Publikation die eingehendere, denn sie enthält auch Angaben darüber, auf wieviel Einwohner je 1 Anstalt, 1 Bett, 1 verpflegter Kranker und 1 Verpflegungstag kommen. In ähnlicher Weise wurden die relativen Zahlen bei den Irrenanstalten berechnet. Als wesentlicher Unterschied wäre in dieser Beziehung nur zu erwähnen, daß noch zur Ermittelung kam, bei wievielen von 100 an jeder Krankheitsform Behandelten Erblichkeit nachweisbar war.

Von einer Besprechung der tabellarischen Übersichten mußte einstweilen noch Abstand genommen werden.

Um eine bessere Kenntniß über den jeweiligen allgemeinen Gesundheitszustand der Bevölkerung zu gewinnen, entschloß sich das Gesundheitsamt, in Erfüllung mehrfach geäußerter Wünsche, auch eine wöchentliche Berichterstattung über die in den öffentlichen Krankenhäusern stattgehabten Aufnahmen mit Unterscheidung der einzelnen infektiösen, sowie der anderen vornehmlichsten Erkrankungsformen einzuleiten. Zunächst wurde mit den Berliner Krankenhäusern der Anfang gemacht. Die zur Theilnahme aufgeforderten neun größeren Krankenhäuser: „Königliche Charité, Städtisches Krankenhaus im Friedrichshain, St. Hedwigs-Krankenhaus, Bethanien, Städtisches Krankenhaus Moabit, Elisabeth-Krankenhaus, Lazarus-Krankenhaus, Augusta-Hospital, Jüdisches Krankenhaus". erklärten sich sämmtlich bereit, und auch über das zu verwendende Formular wurde ohne Schwierigkeit eine Einigung gewonnen. Die Kosten für den Druck und die Frankirung der Formulare übernahm das Amt.

Die Veröffentlichung der tabellarisch zusammengestellten Mittheilungen begann mit Anfang 1879 und war eine wöchentliche und vierteljährliche, welche letztere seit 1885 durch eine Jahresübersicht ersetzt wird. Die Tabellen, welche dieselben Zeiträume, wie die Sterblichkeits-Nachweisungen in den Städten umfassen und auch ebenso frühzeitig, wie diese, erscheinen, geben Auskunft über die an jeder einzelnen Krankheitsform leidenden Personen, welche in die Krankenhäuser aufgenommen wurden, und zwar in ihrer Gesammtzahl und mit Unterscheidung ihres Lebensalters (1., 2.—5., 6.—15., 16.—30., 31.—60., 61. Lebensjahr und darüber), ferner über die Zahl der von diesen Gestorbenen, endlich bei den wöchentlichen Publikationen über den Krankenbestand in allen Krankenhäusern zusammen am Anfang und am Schluß der Berichtszeit. Bei den Vierteljahrs-Nachweisungen wurde berechnet, wieviele von je 100 Aufgenommenen an den einzelnen Krankheitsformen litten. An Krankheitsformen wurden bis zur Umgestaltung der Veröffentlichungen 30 aufgeführt, seitdem ist ihre Zahl auf 17 beschränkt worden, nämlich außer den auch in den Sterblichkeits-Tabellen (siehe diese) vorhandenen noch „Wechselfieber, Rose, Syphilis einschließlich Gonorrhoe, Säuferwahnsinn und chronischer Alkoholismus, akuter Gelenkrheumatismus, Verletzungen." Für die Jahresübersicht wurde das ausführlichere Schema beibehalten.

Statistik der Erkrankungen des deutschen Eisenbahn-Personals.

Das Bedürfniß einer zuverlässigen und gleichmäßigen Statistik der Erkrankungen des Eisenbahn-Personals hatte sich bereits seit einigen Jahrzehnten den Eisenbahn-Verwaltungen selbst immer fühlbarer gemacht. Infolgedessen hatte der Verein deutscher Eisenbahn-Verwaltungen, nachdem er schon vorher der Invalidität und Sterblichkeit bei dem Bahnbeamten-Personale sein besonderes Interesse zugewendet, 1873 auch die Einrichtung einer Krankheits-Statistik auf einheitlicher Grundlage beschlossen. Da durch solche statistischen Ermittelungen nicht nur die Eisenbahn-Verwaltungen über die Beeinträchtigung der Arbeitsleistungen ihrer Beamten in Folge von Krankheiten und Unfällen unterrrichtet und auf die hierbei wirksamen Ursachen aufmerksam gemacht werden, sondern auch die statistische Wissenschaft ein reichhaltiges und zuverlässiges Material über die Erkrankungs- und Sterblichkeits-Verhältnisse eines größeren Theils der erwachsenen männlichen Bevölkerung des Reiches gewinnt, hielt es auch das Gesundheitsamt für seine Aufgabe, dieser Angelegenheit näher zu treten, um so mehr, als die Kommission zur Vorbereitung einer Reichs-Medizinal-Statistik die damaligen Fortschritte der Morbiditäts- und Mortalitätsstatistik des Eisenbahn-Personals mit Genugthuung anerkannt und das einschlägige Material der künftigen medizinal-statistischen Centralstelle des Reiches zur geeigneten Verwerthung empfohlen hatte.

Das Amt, welches die Ergebnisse von Erhebungen über Erkrankungen des

Eisenbahn=Personals schon verschiedentlich in den „Veröffentlichungen"[1]) publizirt hatte, lud behufs Anbahnung einer Verständigung zunächst die in Berlin domizilirten Eisenbahn=Gesellschaften zur Beschickung einer Konferenz mit ärztlichen Sachverstän= digen und delegirten Verwaltungsbeamten ein. Diese Konferenz fand unter dem Vorsitze des Vertreters des Kaiserlichen Gesundheitsamtes, Geheimen Regierungsraths Dr. Finkelnburg, am 14. April 1877 statt und führte zur Annahme der folgenden Resolution:

> „Die Vertreter der Berliner Eisenbahn=Verwaltungen erklären sich mit dem Antrage des Kaiserlichen Gesundheitsamtes auf Verabredung gemeinsamer Grundlagen der Erkrankungserhebungen über das Eisenbahnpersonal unter Verarbeitung des dadurch zu gewinnenden statistischen Materials durch das Gesundheitsamt einverstanden, und ersuchen das letztere, unter Zuziehung geeigneter Eisenbahn=Verwaltungsbeamten, der nächsten Versammlung einen detaillirten Ausführungsentwurf vorzulegen."

Behufs Ausführung dieses Beschlusses wurde vom Gesundheitsamte in Ver= bindung mit dem Direktor der Berlin=Anhalter Bahn und dem Sekretär des Vereins deutscher Eisenbahn=Verwaltungen ein allgemeiner Entwurf aufgestellt und dem Reichs=Eisenbahnamte, sowie den betreffenden Eisenbahnverwaltungen zugesandt. Nach weiterer Vorbereitung der Sache durch Delegirte des Reichs=Eisenbahnamts, sowie der in Berlin mündenden Eisenbahnen und des Vereins deutscher Eisenbahn= Verwaltungen, fand am 12. Februar 1878 eine Konferenz von Vertretern einer größeren Anzahl (34) deutscher Eisenbahn=Verwaltungen zu Frankfurt a. M. statt. In dieser Versammlung, in welcher der Geheime Regierungsrath Dr. Finkelnburg gleichfalls den Vorsitz führte, wurden die Vorschläge der Kommission, welche sich auf die bisher namentlich von den rheinischen Eisenbahnen gewonnenen Erfahrungen stützte, und der Möglichkeit einer allgemeinen praktischen Ausführung die gebührende Rück= sicht trugen, einer eingehenden Diskussion unterzogen, und über den Modus und den Umfang der Erhebungen eine Einigung erzielt.

Über jeden Krankheitsfall eines dauernd beschäftigten Beamten wurde hiernach von dem Bahnarzte bezw. dem behandelnden Arzte eine Zählkarte ausgestellt, inso= fern die Krankheit eine Dienstunfähigkeit von mehr als drei Tagen bedingt hat. Desgleichen wird über jeden Todesfall eine Zählkarte ausgestellt. Zu diesem Zwecke erhält jeder Bahnarzt für das laufende Jahr ein Zählkartenbuch, in welchem die Zählkarten für die Krankheits= und auch für die Todesfälle als abzutrennende Coupons enthalten sind. Der in dem Buche zurückbleibende Stammcoupon wird von dem

---

[1]) Die Ergebnisse der Erkrankungsstatistik bei 15 deutschen Eisenbahn=Verwaltungen u. s. w. (1877, Nr. 48/50); Nachweisung über Art, Zahl und Dauer der Krankheiten des Stations-, Güter- expeditions- u. s. w. Personals der Königl. Ostbahn pro 1876 (1878, Nr. 2); die Krankheitsstatistik der Eisenbahn=Beamten der Rheinischen, Bergisch-Märkischen und Saarbrücker und Rhein-Nahe-Bahn von Dr. Lent für die Jahre 1874 u. 1875 (1877, Nr. 16) und für die Jahre 1876 u. 1877 (1878, Nr. 51).

Bahnärzte mit dem Namen, der Charge oder Beschäftigung des Kranken, mit dem Krankheitsnamen bezw. der Todesursache und mit dem Datum der Ausstellung der Zählkarte versehen. Tritt der Beamte nach Beendigung seiner Krankheit wieder in Dienst, so muß er seinem Vorgesetzten die von dem Arzte ausgestellte Zählkarte einhändigen. Die Zählkarten werden an die von der Verwaltung zu bestimmenden Sammelstellen, nach Schluß des Jahres an die Centralverwaltung eingeliefert. Der letzteren übermittelt auch der Bahnarzt nach Schluß des Jahres das Zählkartenbuch, sodaß nunmehr kontrolirt werden kann, ob auch alle Zählkarten eingegangen sind. Dieselben werden geprüft, geordnet und sollen nach der ursprünglichen Absicht alsdann, nebst einem Verzeichnisse der Anzahl der Beamten jeder Gattung und der Zahlen, welche auf jede Altersklasse entfallen, bis zum Schlusse des Monats Januar an das Kaiserliche Gesundheitsamt zur statistischen Verarbeitung eingereicht werden. Die Statistik erstreckt sich, den Vereinbarungen zufolge, auf das a. Locomotiv-Personal, b. Zugbegleitungs-Personal, c. Bahnbewachungs-Personal, d. Stations- und Expeditions-Personal, e. Bureau-Personal, f. auf die Bahnhofs-Arbeiter.

Die Spalte „Krankheit bezw. Todesart" in dem Zählkartenbuch soll womöglich nach Maßgabe desjenigen Verzeichnisses ausgefüllt werden, welches in einer vom Gesundheitsamte zum 9. September 1878 zu Dresden einberufenen Konferenz von Bahnärzten festgestellt worden ist. Die Krankheitsnamen stimmen beinahe vollständig mit denjenigen überein, welche für die Statistik der allgemeinen Krankenhäuser (siehe oben) eingeführt sind.

Zur Betheiligung an der Erkrankungs-Statistik erklärten sich damals 34 Eisenbahn-Verwaltungen bereit.

Die Erhebung dieser Statistik hat mit dem 1. Januar 1879 ihren Anfang genommen. Das Gesundheitsamt hat die Bearbeitung der Statistik selbst nicht übernehmen können; doch ist das von ihm in's Leben gerufene Unternehmen durch die Eisenbahn-Verwaltungen weiter geführt worden.

---

3. Infektionskrankheiten.

Im Allgemeinen.

Stand und Verbreitung der Infektionskrankheiten.

Seit seiner Begründung hat das Gesundheitsamt es sich zur Aufgabe gemacht, über den jeweiligen Stand, den Gang und die Verbreitung der Infektionskrankheiten im In- und im Auslande fortlaufend sich unterrichtet zu halten und die Ergebnisse der bezüglichen Ermittelungen in geeigneter Weise zu veröffentlichen[1]). In der Erkenntniß, daß eine befriedigende Lösung jener Aufgabe ohne eine reichsgesetz-

---

[1]) Näheres im Abschnitte „Medizinal-Statistik".

liche Regelung der Anzeigepflicht bei gemeingefährlichen Krankheiten und ohne Einführung einer obligatorischen Leichenschau nicht zu erreichen sei, hat das Gesundheitsamt diesen beiden Fragen seine besondere Aufmerksamkeit zugewandt. Nachdem bereits im Jahre 1875 der Bundesrath einen Gesetzentwurf über die Anzeige bei ansteckenden Krankheiten berathen hatte, legte das Gesundheitsamt auf Grund umfangreicher Erhebungen über die in den deutschen Bundesstaaten und in außerdeutschen Staaten bestehenden Vorschriften im März 1877 dem Reichskanzleramt den erweiterten Entwurf eines solchen Gesetzes vor. Wiederholt ist seitdem das Gesundheitsamt theils aus eigener Initiative, theils auf höhere Veranlassung mit dieser Angelegenheit beschäftigt gewesen, ohne daß es bekanntlich bisher gelungen ist, die verschiedenen, dem Erlaß jenes Gesetzes entgegenstehenden Schwierigkeiten zu beseitigen.

Die Bearbeitung eines Entwurfes zu einem Gesetze über Einführung der obligatorischen Leichenschau hat das Gesundheitsamt bereits im Jahre 1876 beschäftigt. 1878 wurde eine Denkschrift über den Nutzen der ärztlichen Leichenschau für die praktische öffentliche Gesundheitspflege verfaßt, doch hat auch hier das erstrebte Ziel bisher nicht erreicht werden können.

Bezüglich des Auslandes hat das Amt die ihm regelmäßig zugehenden Berichte über den Gesundheitszustand einer Anzahl größerer Städte dadurch zu ergänzen gesucht, daß es sich die Berichte der Kaiserlichen Konsulate über den Stand und die Verbreitung der Infektionskrankheiten zugänglich machte. Auch hat es sich wiederholt im Falle des Ausbruches einer größeren Epidemie im Auslande auf diplomatischem Wege zuverlässige direkte Nachrichten verschafft.

Maßregeln zur Bekämpfung der Infektionskrankheiten.

Über die innerhalb der Bundesstaaten, sowie im Auslande zur Abwehr und zur Unterdrückung von Seuchen getroffenen Maßregeln hat das Gesundheitsamt sich gleichfalls fortlaufend in Kenntniß erhalten und dieselben in geeigneter Weise zur Veröffentlichung gebracht. Den Vorkehrungen zur Abwehr der großen Volksseuchen des Auslandes, zumal des fernen Ostens, hat es seine besondere Aufmerksamkeit zugewandt und die bezüglichen Verhandlungen und Beschlüsse wissenschaftlicher Körperschaften, besonders berufener Kongresse und Konferenzen, sowie des Internationalen Gesundheitsrathes zu Alexandrien und desjenigen zu Konstantinopel fortlaufend verfolgt. Im Jahre 1879 besichtigte der Direktor des Gesundheitsamtes Geh. Ober-Regierungsrath Dr. Struck die Quarantäne-Einrichtungen in Venedig, Triest und Marseille. Im Jahre 1885 wurde das Mitglied des Gesundheitsamtes Geh. Regierungsrath Dr. Koch als technischer Delegirter des Deutschen Reiches zur Internationalen Sanitäts-Konferenz nach Rom entsandt.

An den technischen Vorarbeiten und den Verhandlungen, welche zum Erlaß von Verordnungen seitens der See-Uferstaaten, betreffend die gesundheitspolizeiliche

Kontrole der einen deutschen Hafen anlaufenden Seeschiffe, geführt haben, hat das Gesundheitsamt einen hervorragenden Antheil genommen. Über die Möglichkeit der Verbreitung ansteckender Krankheiten durch Waaren ꝛc., sowie über die mit bestimmten industriellen Thätigkeiten nach jener Richtung verbundenen Gefahren, hat das Gesundheitsamt wiederholt im Auftrage seiner vorgesetzten Behörde Gutachten zu erstatten und sich über die Mittel zu äußern gehabt, durch welche jenen Gefahren vorzubeugen sein würde. Das Leichentransportwesen ist mehrfach Gegenstand von Verhandlungen und Berathungen im Gesundheitsamte gewesen (vgl. Abschnitt: Leichenwesen).

Nicht selten wurden über Heilmittel gegen Infektionskrankheiten seitens der vorgesetzten Behörde Gutachten erfordert und vom Gesundheitsamte erstattet. Dagegen hat das Letztere Ansuchen von Privatpersonen auf Prüfung solcher Mittel als nicht zum Bereiche seiner Aufgaben gehörig in sehr zahlreichen Fällen abweisen müssen. Zu gutachtlichen Äußerungen haben ferner verschiedentlich die in außerdeutschen Staaten behufs Abwehr von Seuchen ergriffenen Maßregeln geführt; insbesondere haben die Verhandlungen des Internationalen Gesundheitsrathes in Alexandrien mehrfach Veranlassung gegeben, vor Ertheilung von Instruktionen an den dortigen ärztlichen Delegirten des Deutschen Reiches gutachtliche Berichte des Gesundheitsamtes einzufordern.

Den Erlaß eines Reichsgesetzes zur Bekämpfung gemeingefährlicher Krankheiten hat das Amt seit Beginn seiner Thätigkeit angestrebt. Es ist zu hoffen, daß auch diese wichtigste Aufgabe in nicht zu ferner Zeit gelöst wird.

Erforschung des Wesens der Infektionskrankheiten.

Schon frühzeitig ergab sich für das Gesundheitsamt die Nothwendigkeit, auf experimentellem Wege an der Erforschung der Ursachen der Infektionskrankheiten selbstthätig Theil zu nehmen, zumal besondere hygienische Institute, welche diesen Zweig der Forschung sich zur Hauptaufgabe hätten machen können, zur Zeit nicht bestanden. Zunächst und besonders dringlich machte sich jenes Bedürfniß bei der Bearbeitung der Desinfektionsfrage fühlbar, da die Ergebnisse der bis dahin auf diesem Gebiete angestellten Untersuchungen als technische Unterlagen für Desinfektionsvorschriften nicht zureichend erschienen. Es galt vor allem, mit Hülfe neuer Methoden die Krankheitsstoffe der einzelnen thierischen sowohl als menschlichen Infektionskrankheiten, wie es bereits mit dem Milzbrand gelungen war, zu isoliren, um an ihnen die Wirksamkeit der in Betracht kommenden Desinfektionsmittel prüfen zu können. Der im Jahre 1880 erfolgte Eintritt des Regierungsraths Dr. Koch als ordentliches Mitglied in das Gesundheitsamt bezeichnet den Beginn einer Reihe von experimentellen Arbeiten über Infektionskrankheiten, welche geeignet sind, an Stelle der bis dahin auf diesem Gebiete herrschenden Unsicherheit eine verläßliche wissenschaftliche Unterlage für praktische Maßnahmen zu schaffen und damit zugleich dem Gesundheitsamte für seine gutachtliche Thätigkeit die erforderliche sichere Basis zu geben.

Schon vor dem Jahre 1880 hatte das Amt mit der experimentellen Forschung über Mikroorganismen sich beschäftigt. So war im Jahre 1878 eine Reihe von Untersuchungen über die Verbreitungsweise des Micrococcus prodigiosus, im Jahre 1879 eine solche über den Einfluß der Bewegung auf niedere Organismen ausgeführt worden. Größere Aufgaben konnten indeß erfolgreich erst mit Hülfe der vom Regierungsrath Dr. Koch gefundenen neuen Untersuchungsmethoden in Angriff genommen werden. Bis zu welchem Grade der Vollkommenheit dieselben bereits im Jahre 1881 gekommen waren, zeigt die im 1. Bande der Mittheilungen aus dem Kaiserl. Gesundheitsamte veröffentlichte Arbeit Koch's „Zur Untersuchung von pathogenen Mikroorganismen". Neben den mit Hülfe dieser Methoden ausgeführten Arbeiten über Desinfektion, über welche später im Zusammenhange berichtet werden wird, sowie denjenigen über die Aetiologie einzelner Infektionskrankheiten, fanden auf Veranlassung und unter Leitung Dr. Koch's zunächst zwei Fragen von großer allgemeiner Bedeutung für das Verständniß des Wesens der Infektionskrankheiten eine eingehende experimentelle Bearbeitung, nämlich die Frage von der progressiven Virulenz und akkomodativen Züchtung[1]) und die Immunitätsfrage[2]). Zahlreiche Untersuchungen sind ferner angestellt über das Verhalten pathogener Mikroorganismen unter den verschiedensten Bedingungen, so im trockenen Zustande (insbesondere im Exsiccator), im Boden, in verschiedenen Wässern, so auch in künstlichen Mineralwässern, ferner in Fäulnißgemengen, in Leichen von Thieren u. dgl. m. Die Ergebnisse dieser Untersuchungen sind zum Theil in bereits erwähnten Arbeiten von Mitgliedern und Hülfsarbeitern des Gesundheitsamtes veröffentlicht, zum Theil sind sie noch nicht zum Abschlusse gelangt. Bei Aufnahme dieser Untersuchungen sind stets die leitenden Gesichtspunkte diejenigen des praktischen Bedürfnisses und der praktischen Verwerthbarkeit der Ergebnisse gewesen.

Bei der großen Anerkennung, welche den experimentellen Arbeiten des Gesundheitsamtes auf dem Gebiete der Infektionskrankheiten und der Desinfektion im Inlande und Auslande gezollt wurde, konnte es nicht ausbleiben, daß Bewerbungen um zeitweilige Zulassung zu diesen Arbeiten in großer Zahl einliefen, zumal Dr. Koch außerhalb seiner amtlichen Stellung keinerlei Lehrthätigkeit ausübte. Soweit die verfügbaren Plätze reichten, ist jenen Bewerbungen thunlichst entsprochen worden,

---

[1]) Vgl. „Experimentell erzeugte Septicämie mit Rücksicht auf progressive Virulenz und akkomodative Züchtung". Von Dr. G. Gaffky, Königl. preuß. Assist.-Arzt I. Kl., kommandirt als Hülfsarbeiter zum Kaiserl. Gesundheitsamte. Mittheilungen aus dem Kaiserl. Gesundheitsamte I. Bd.; vgl. ferner: „Entgegnung auf den von Dr. Grawitz in der Berliner medicinischen Gesellschaft gehaltenen Vortrag über die Anpassungstheorie der Schimmelpilze" von Dr. R. Koch, Berl. Klin. Wochenschr. 1881 Nr. 52.

[2]) Zur Immunitätsfrage. Von Dr. F. Loeffler, Königl. preuß. Assist.-Arzt I. Kl., kommandirt als Hülfsarbeiter zum Kaiserl. Gesundheitsamte. Mittheilungen aus dem Kaiserl. Gesundheitsamte I. Bd.

wenn dadurch auch zeitweise die Arbeitskräfte des Gesundheitsamtes beträchtlich be=
lastet wurden. Erst in neuerer Zeit, wo die Koch'schen Untersuchungsmethoden
Gemeingut der Ärzte geworden sind, und in hygienischen Instituten die Möglichkeit,
sich mit ihnen vertraut zu machen, gegeben ist, hat das Gesundheitsamt jene Lehr=
thätigkeit einstellen können.

Die im Jahre 1883 stattgehabte Allgemeine Deutsche Ausstellung auf dem
Gebiete der Hygiene und des Rettungswesens ermöglichte es, einen Ueberblick über
die neuen Methoden auch weiteren, zumal ärztlichen Kreisen zu gewähren. In einem
Laboratorium, welches sämmtliche für Arbeiten über Infektionskrankheiten und Des=
infektion im Gesundheitsamte gebräuchlichen Apparate, Instrumente rc. einschließlich
derjenigen zu mikrophotographischen Zwecken zur Anschauung brachte, wurden während
der ganzen Dauer der Ausstellung regelmäßige Demonstrationen abgehalten und ins=
besondere die Methoden der Reinzüchtung von Mikroorganismen an den fortlaufend
durch neue ersetzten Kulturen erklärt.

Einzelne Infektionskrankheiten.

Cholera.

Der Bedeutung der Cholerafrage war seitens des Reichskanzlers bereits im
Jahre 1873 durch Einsetzung der Reichs=Cholera=Kommission Rechnung getragen
worden, deren Arbeiten zur Zeit, als das Gesundheitsamt ins Leben gerufen wurde,
noch nicht zum Abschluß gelangt waren. Im März 1877 fanden Berathungen der
Kommission in München statt, an welchen der Direktor des Gesundheitsamtes Geh.
Ober=Regierungsrath Dr. Struck im Auftrage des Reichskanzlers Theil nahm. In
demselben Jahre wurde im Gesundheitsamte auf Grund und größtentheils unter
wörtlicher Benutzung der Untersuchungsergebnisse der Kommission eine geeigneten
Falls zur Veröffentlichung bestimmte Aufklärungsschrift über den dermaligen Stand
der Cholerafrage ausgearbeitet. Nachdem die Kommission gegen Ende des Jahres
1879 ihre Arbeiten beendet hatte, wurden auf Anordnung des Reichskanzlers die
Kommissionsakten dem Gesundheitsamte überwiesen.

Da es für den Fall des Wiederauftretens der Krankheit in Deutschland für
das Gesundheitsamt von größtem Werth sein mußte, über den jeweiligen Stand der
Seuche stets unterrichtet zu sein, so wurden im Jahre 1877 in einer Denkschrift die
Gründe entwickelt, welche direkte spezielle Mittheilungen an das Gesundheitsamt
angezeigt erscheinen ließen. Die Bundesregierungen haben darauf 1878 in Aussicht
gestellt, daß im Falle eines erneuten Choleraausbruchs von jedem ersten Cholera=
erkrankungsfalle an einem Orte dem Gesundheitsamte sofort Mittheilung gemacht,
über die weiteren Fälle dagegen von 8 zu 8 Tagen Uebersichten eingesendet werden
sollten.

In den nächsten Jahren beschränkte sich das Gesundheitsamt darauf, den
Stand der Krankheit im fernen Osten und insbesondere in ihrem endemischen Ge=

biete, sowie ihr Vorkommen auf Schiffen und unter den Mekka-Pilgern zu verfolgen. Schon im Jahre 1880 wurde indeß der ätiologischen Erforschung der Krankheit durch Beschaffung und Untersuchung von Theilen von Choleraleichen aus Indien näher getreten. Bald sollte sich Gelegenheit bieten, diese Untersuchungen in ausgedehntem Maße fortzusetzen. Der im Juni 1883 in Damiette erfolgte Ausbruch einer Choleraepidemie, welche sich rasch über ganz Egypten verbreitete, gab dem Reichskanzler Veranlassung, eine wissenschaftliche Expedition zur Erforschung der Krankheit nach Egypten zu entsenden. Zum Führer dieser Expedition wurde das Mitglied des Gesundheitsamts Geh. Regierungsrath Dr. Koch ausersehen; demselben wurden zwei als Hülfsarbeiter zum Gesundheitsamte kommandirte Militärärzte, der Stabsarzt vom Königl. preußischen medizinisch-chirurgischen Friedrich-Wilhelms-Institut Dr. Gaffky und der Stabsarzt der Kaiserlichen Marine Dr. Fischer, sowie der im Gesundheitsamte als Präparator beschäftigte Chemiker Treskow beigegeben.

Am 16. August 1883 trat diese Kommission mit den erforderlichen Untersuchungsmitteln, zum Theil aus den Beständen des Gesundheitsamtes, aufs vollständigste ausgerüstet, die Reise nach Alexandrien an. Führten hier auch die Arbeiten nicht zur Erreichung des Hauptzieles, der Ermittelung der Krankheitsursache, so wurden doch bestimmte Anhaltspunkte gewonnen, welche, als die Cholera in Egypten erloschen war, die Fortsetzung der Untersuchungen in Indien in hohem Grade wünschenswerth erscheinen ließen. Nachdem der Reichskanzler seine Genehmigung hierzu ertheilt hatte, stattete die Kommission — der Chemiker Treskow war inzwischen als für die weiteren Arbeiten nicht unbedingt erforderlich in die Heimat zurückgekehrt — zunächst noch den Quarantäne-Anstalten des rothen Meeres einen Besuch ab und begab sich dann nach Calcutta. In der That waren hier die auf die Ermittelung der Krankheitsursache gerichteten Bemühungen von Erfolg gekrönt. Außerdem wurde über die Verbreitungsweise der Seuche, sowie über die Mittel zu ihrer Bekämpfung ein reichhaltiges und werthvolles Material gesammelt. Anfang Mai 1884 traf die Kommission wieder in Berlin ein. — Die während der Expedition von dem Geh. Regierungsrath Dr. Koch erstatteten Berichte sind im Reichsanzeiger veröffentlicht[1]). Ein Hauptbericht über die Thätigkeit der Kommission steht noch aus.

Nachdem im Juni 1884 in Toulon eine der Cholera verdächtige Krankheit zum Ausbruch gekommen war, entsandte der Reichskanzler den Geh. Regierungsrath Dr. Koch dorthin, um über die Natur der Seuche Ermittelungen anzustellen. Mit Hülfe der in Egypten und Indien gewonnenen Kenntnisse gelang es ohne Schwierigkeit, auch auf experimentellem Wege den Nachweis zu führen, daß es sich um asiatische Cholera handelte.

Kurze Zeit nach Erledigung dieses Auftrages wurde (Ende Juli 1884) mit Genehmigung des Staatssekretärs des Innern im Gesundheitsamte eine „Konferenz zur Erörterung der Cholerafrage" abgehalten, in welcher der Geh. Regierungsrath

---

[1]) Jahrgg. 1883 Nr. 211, 241, 287; 1884 Nr. 18, 36, 63, 79.

Dr. Koch) in einem engeren Kreise von Sachverständigen seine auf die Ergebnisse der Expedition gegründeten Anschauungen über das Wesen der Cholera, ihre Verbreitungsweise und über die gegen sie zu ergreifenden Maßregeln vortrug und aus Toulon mitgebrachte Reinkulturen von Cholerabacillen demonstrirte. Der Vortrag sowohl, wie die sich anschließende Diskussion sind veröffentlicht worden[1]). ch

Eine Fortsetzung dieser Verhandlungen fand unter Theilnahme der noch lebenden Mitglieder der früheren Reichs-Cholera-Kommission im Mai 1885 im Gesundheitsamte statt[2]), nachdem es inzwischen Dr. Koch gelungen war, auf dem Wege der experimentellen Forschung die Frage der Cholera-Aetiologie weiter zu fördern.

Schon vorher hatte Dr. Koch einige gegen die ursächliche Bedeutung der sogenannten Kommabacillen gerichtete wissenschaftliche Arbeiten in einer Mittheilung „Ueber die Cholerabakterien"[3]) einer eingehenden Kritik unterzogen.

Im Juni 1884 berief der Reichskanzler aus Veranlassung der Ereignisse in Toulon eine Kommission von Sachverständigen, welche über die Angesichts der brohenden Choleragefahr zu ergreifenden Maßregeln zu berathen hatte. Diese Kommission, in welcher das Gesundheitsamt vertreten war, hat unter Anderem eine „Belehrung über das Wesen der Cholera und das Verhalten während der Cholerazeit" ausgearbeitet.

Die Erkenntniß, daß es für den Fall des Ausbruchs der Cholera in Deutschland vom größten Werthe sein würde, schon bei dem Auftreten der ersten verdächtigen Fälle mit Sicherheit die Diagnose stellen zu können, daß hierzu aber die Ausbildung einer größeren Zahl von Ärzten in den Untersuchungsmethoden erforderlich sei, gab die Veranlassung, daß im Herbst des Jahres 1884 mit Genehmigung des Reichskanzlers zunächst seitens des Königlich preußischen Kriegsministeriums eine Anzahl von Stabsärzten der Armee zu einem zehntägigen Kursus zum Gesundheitsamte kommandirt wurde. Hieran schlossen sich sehr bald ähnliche Unterrichts-Kurse für eine große Zahl von Medizinal-Beamten der Bundesstaaten. Außerdem sind mehrere Ärzte der Kaiserlichen Marine, Professoren und Docenten deutscher Universitäten, sowie eine Anzahl ausländischer Ärzte zu gleichem Zwecke im Gesundheitsamte vorübergehend thätig gewesen. In der Regel wurden 12, einige Mal aber trotz der beschränkten Laboratoriums-Räumlichkeiten auch 16 bezw. 17 Ärzte gleichzeitig unterrichtet. Die Kurse, welche sich bis in das Jahr 1885 hinein erstreckten, dauerten meistens je 10 Tage. Den Beschluß eines jeden Kursus bildete eine Besprechung über die beim Auftreten der ersten Cholerafälle bezw. während einer Choleraepidemie zu ergreifenden Maßregeln. Im Ganzen sind 11 derartige Kurse abgehalten worden. Die Gesammtzahl der Theilnehmer beträgt 146, die Zahl der Hospitanten 9.

Es entfallen auf:

---

[1]) Deutsche med. Wochenschr. 1884 Nr. 32; Berl. klinische Wochenschr. 1884 Nr. 31, 32, 32a.

[2]) Deutsche med. Wochenschr. 1885 Nr. 37a; Berl. klinische Wochenschr. 1885 Nr. 37a, 37b.

[3]) Deutsche med. Wochenschr. 1884 Nr. 45.

1. Preußen	54		Transport	86
2. Bayern	4	20. Lippe		1
3. Königreich Sachsen	3	21. Bremen		2
4. Württemberg	1	22. Hamburg		2
5. Baden	3	23. Elsaß-Lothringen		6
6. Hessen	3			97
7. Mecklenburg-Schwerin	2	Hierzu treten noch		
8. Großherzogthum Sachsen	2	a) Militärärzte		14
9. Braunschweig	2	b) Marineärzte		4
10. Sachsen-Meiningen	1	c) Zum Kaiserlichen Gesund-		
11. Sachsen-Altenburg	1	heitsamte kommandirte Mili-		
12. Sachsen-Coburg-Gotha	1	tärärzte und bei demselben		
13. Anhalt	2	beschäftigte Civilärzte		11
14. Schwarzburg-Sondershausen	1	d) Ausländische Ärzte (aus		
15. Schwarzburg-Rudolstadt	2	Oesterreich-Ungarn, Rußland,		
16. Waldeck	1	Großbritannien, Italien,		
17. Reuß ä. L.	1	Spanien, Schweden, Luxem-		
18. Reuß j. L.	1	burg, Nordamerika, Austra-		
19. Schaumburg-Lippe	1	lien)		20
Transport	86	überhaupt		146

Von den zahlreichen gutachtlichen Äußerungen, welche das Gesundheitsamt anläßlich der Cholera abzugeben gehabt hat, möge hier nur diejenige über die Cholera-Schutzimpfung des spanischen Arztes Ferran, sowie ein Gutachten Erwähnung finden, welches seitens des Magistrats der Stadt Bernburg bezüglich der eventuellen Benutzung einer Friedhofs-Kapelle als Choleralazareth erbeten war. Das letztere ist nach einer Besichtigung der in Frage kommenden Örtlichkeiten im laufenden Jahre erstattet worden.

Pest.

Ueber die Zweckmäßigkeit der Quarantäne-Maßregeln, welche im Jahre 1877 im Conseil de l'Intendance générale sanitaire d'Egypte gegen eine Einschleppung der Pest nach Egypten in Vorschlag gebracht wurden, hat das Gesundheitsamt ein Gutachten zu erstatten gehabt.

Das Auftreten der Pest in Rußland gegen Ende des Jahres 1878 gab dem Reichskanzler Veranlassung, das Mitglied des Kaiserlichen Gesundheitsamtes Geh. Regierungsrath Dr. Finkelnburg nach Wien zu entsenden, um in Besprechungen mit der Oesterreichisch-Ungarischen Regierung die zu ergreifenden Maßregeln zu erwägen. Auch an den Verhandlungen der Kommission, welche im Anfange des Jahres 1879 auf Anordnung des Reichskanzlers zu dem gleichem Zwecke berufen wurde, war das Gesundheitsamt betheiligt. Nachdem inzwischen die Deutsche Pest-Kommission unter

Führung des Geh. Medizinalraths Professors Dr. Hirsch) zu Ermittelungen über den Stand der Seuche und die ergriffenen Abwehr-Maßregeln nach Rußland entsandt war, wurde im März 1879 seitens des Gesundheitsamtes ein Bericht über Einsetzung einer internationalen Seuchen-Kommission für die Dauer der Pestgefahr erstattet. Ueber die Thätigkeit des Gesundheitsamts durch Abgabe gutachtlicher Aeußerungen über Beschränkung der Einfuhr vgl. Abschnitt 10.

Gelbfieber.

Das Gesundheitsamt ist an den kommissarischen Berathungen, welche in den Jahren 1879 bis 1882 behufs Ausarbeitung von Vorschriften zur Verhütung und Bekämpfung des Gelbfiebers auf Kauffahrteischiffen im Reichsamte des Innern stattgefunden haben, fortlaufend betheiligt gewesen.

Im Jahre 1883 wurde aus Rio de Janeiro übersandtes, in Spiritus aufbewahrtes Material von Gelbfieberleichen einer mikroskopischen Untersuchung unterzogen.

Die Versuche des Dr. Freire mit der Schutzimpfung gegen Gelbfieber sind aufmerksam verfolgt worden, um ein zutreffendes Urtheil über ihren Werth zu gewinnen.

Pocken und Impfung.

Ausführung des Impfgesetzes. Bereits für das erste Jahr, in welchem das Reichs-Impf-Gesetz in Kraft war (1. April 1875 bis 1. April 1876), sowie in der Folge alljährlich, wurden die Ergebnisse des Impfgeschäftes auf Grund der von den Bundesregierungen aufgestellten Uebersichten im Gesundheitsamte bearbeitet. Betreffs Abänderung der diesen Uebersichten zu Grunde liegenden Formulare fanden im März 1878 Besprechungen im Reichsamte des Innern statt, an welchen Geh. Regierungsrath Dr. Finkelnburg Theil nahm. Nachdem sodann das Gesundheitsamt seine Abänderungsvorschläge in einer Denkschrift begründet hatte, wurde im September desselben Jahres die Einführung neuer Formulare vom Bundesrathe beschlossen.

Auf Anregung des Gesundheitsamtes sind die Bundesregierungen durch Rundschreiben des Reichskanzlers vom 1. November 1882 bezw. 12. Juli 1883 aufgefordert worden, auch über die bei dem Impfgeschäfte beobachteten besonderen Vorkommnisse alljährlich Berichte nach folgenden Gesichtspunkten aufstellen und dem Gesundheitsamte mit den „Uebersichten" zugehen zu lassen.

A. Im Allgemeinen.

1. Wann wurde das Impfgeschäft begonnen? Wann beendet?
2. Welcher Art waren die Räumlichkeiten, in welchen die Impfung vorgenommen wurde? (Waren sie Theile einer Privatwohnung oder lagen sie in öffentlichen Lokalen und Anstalten? erschienen sie zweckdienlich? Stand für die Vollziehung der Impfung ein vom Wartezimmer abgesonderter Raum zur Verfügung?)
3. Haben Witterungseinflüsse bestanden, welche den Gang des Impfgeschäfts störten?

4. Haben ansteckende Krankheiten (Scharlach, Diphtherie, Masern, Rötheln, Rothlauf und Keuchhusten) in der Impfperiode geherrscht?

 Hat ihretwegen die Impfung unterbrochen werden müssen? Ist die Verbreitung dieser Krankheiten durch die Impfung begünstigt, sind namentlich bestimmte Fälle dabei stattgehabter Uebertragung bekannt geworden?

5. Waren die Impfärzte beamtete oder nicht?

6. Sind seitens der Ortspolizeibehörde die Impflisten ordnungsmäßig geführt worden?

B. Im Besonderen.

7. Mittels welcher Operation und unter Benutzung welcher Instrumente wurde geimpft? (Schnitt, Stich, Zahl der Impfwunden.)

8. Woher stammte die Lymphe? Konnte dieselbe als rein und unverdächtig betrachtet werden?

9. Sind nach der Impfung Fälle von Erkrankungen bezw. Todesfälle vorgekommen, welche der Impfung zur Last zu legen sind? und wie viele? Sind namentlich beobachtet worden Fälle von

  a) starker Entzündung der Haut in der Umgebung der Impfpusteln,

  b) Anschwellung und Entzündung der benachbarten Lymphdrüsen,

  c) Entzündung und Eiterung des Unterhautzellgewebes,

  d) Rothlauf (Früh- oder Spät-Erysipel),

  e) Verschwärung oder brandige Beschaffenheit der Impfpusteln,

  f) Blutvergiftung (Pyämie, Septicämie),

  g) chronischen Hautausschlägen (Prurigo, Ekzem),

  h) Syphilis.

10. Sind Fälle von Scrofulose, Tuberkulose und Syphilis unter den impfpflichtigen Kindern vorgekommen? Ist deshalb von der Impfung Abstand genommen?

Unter dem 28. März 1885 legte der Reichskanzler eine vom Gesundheitsamte bearbeitete tabellarische „Uebersicht der Ergebnisse des Impfgeschäftes im Deutschen Reiche für das Jahr 1882 nebst vergleichender Zusammenstellung der Impfergebnisse in den Jahren 1876 bis 1882" dem Reichstage vor. Dieselbe ist nebst einer Besprechung der Ergebnisse für das Jahr 1882 in abgekürzter Form in den „Arbeiten aus dem Kaiserlichen Gesundheitsamte" zur Veröffentlichung gelangt[1]).

Das Bestreben, die Impfung möglichst aller Gefahren für die Impflinge zu entkleiden, führte das Gesundheitsamt schon frühzeitig zur Prüfung der Frage, ob nicht die Impfung mit Thierlymphe allgemein an Stelle derjenigen mit Menschenlymphe eingeführt werden könne. Im Jahre 1878 veranlaßte das Amt zunächst, daß über die in Italien, in den Niederlanden und in Rußland mit der Thierlymphe gemachten Erfahrungen auf amtlichem Wege Ermittelungen angestellt wurden. Im folgenden Jahre wurde von dem Geh. Medizinalrath Dr. Roloff eine größere Reihe von Versuchen über die Haltbarkeit und Verwendbarkeit der Thierlymphe ausgeführt, auf Grund deren ein ausführliches Gutachten betreffend die allgemeine Einführung der Impfung mit Thierlymphe im Deutschen Reiche abgegeben wurde. Nachdem inzwischen auch die Petitions-Kommission des Reichstages sich mit dieser Frage

---

[1]) Arbeiten aus dem Kaiserl. Gesundheitsamte I. Bd. S. 77.

beschäftigt hatte (vgl. Reichstags=Drucksache Nr. 304, II. Session 1879), wurden die Versuche im Jahre 1880 unter Leitung des Regierungsraths Dr. Koch) wieder auf=genommen. Auf Anregung des Gesundheitsamtes wurden außerdem in demselben Jahre Ermittelungen über die in sämmtlichen Bundesstaaten bezüglich der Impfung mit Thierlymphe bis dahin gemachten Erfahrungen veranstaltet.

In den Jahren 1881 und 1882 setzte Regierungsrath Dr. Koch) in Verbindung mit dem Dirigenten des Königl. Impfinstituts zu Berlin Sanitätsrath Dr. Feiler und dem praktischen Arzte Sanitätsrath Dr. Pissin die Versuche über Haltbarkeit 2c. der Thierlymphe fort.

Inzwischen hatte schon im Jahre 1880 das Gesundheitsamt einen umfang=reichen Bericht über die Ausführung des Impfgesetzes an den Staatssekretär des Innern erstattet, in welchem neben der Frage der allgemeinen Einführung der Impfung mit Thierlymphe auch die Möglichkeit einer einheitlich geordneten Ueber=wachung der Thätigkeit der Impfärzte eingehend erörtert wurde. Entwürfe zu Ver=ordnungen, welche diese Fragen zu regeln bestimmt waren, sowie ein Entwurf zu Verhaltungsvorschriften für die Angehörigen der Impflinge wurden gegen Ende des folgenden Jahres ausgearbeitet.

Nachdem sodann die Berufung einer Sachverständigen=Kommission in Aus=sicht genommen war, welcher die Vorschläge des Gesundheitsamtes zur Begutachtung unterbreitet werden sollten, wurden im Beginn des Jahres 1883 die Vorlagen für die Arbeiten dieser Kommission fertig gestellt. Der Beschluß des Reichstages vom 6. Juni 1883 „den Herrn Reichskanzler zu ersuchen, er wolle thunlichst bald eine Kommission von Sachverständigen berufen, welche unter Oberleitung des Reichs=gesundheitsamtes den gegenwärtigen physiologischen und pathologischen Stand der Impffrage, insbesondere in Bezug auf die Kautelen prüft, die geeignet sind, die Im=pfung mit der größtmöglichsten Sicherheit zu umgeben und die — eventuell unter allge=meiner Durchführung der Impfung mit animaler Lymphe — Maßregeln zum Zweck dieser Sicherung vorschlägt" machte indeß zunächst noch neue umfangreiche Vorarbeiten erforderlich. Das Ergebniß derselben war niedergelegt in den: „Vorlagen, welche den „Verhandlungen der Kommission zur Berathung über den physiologischen und pa=„thologischen Stand der Impffrage, über die Einführung der Impfung mit animaler „Lymphe, über die Beaufsichtigung des Impfgeschäfts und über die Herstellung einer „Pockenstatistik als Grundlage zu dienen haben[1]", sowie in der „Denkschrift über die „Nothwendigkeit der allgemeinen Einführung der Impfung mit Thierlymphe[2]".

Die Berufung der Kommission erfolgte im Herbst 1884. Ihre Berathungen fanden vom 30. Oktober bis 5. November im Gesundheitsamte statt. Die Beschlüsse und Protokolle der Kommission nebst Unterlagen wurden unter dem 28. März 1885 dem Reichstage mitgetheilt (vgl. Reichstags=Drucksache Nr. 287, Session 1884/85).

---

[1] Reichstags=Drucksache Nr. 287, Session 1884/85, S. 345 ff.
[2] Ebenda S. 319 ff.

Nachdem der Bundesrath unter dem 18. Juni 1885 mit jenen Beschlüssen sich einverstanden erklärt hatte, wurde in Ausführung des Beschlusses unter 2 (3 e) (vgl. Veröffentlichungen des Kaiserlichen Gesundheitsamtes 1885 II S. 46) zum 17. und 18. Juni 1886 eine neue Sachverständigen=Kommission berufen, welche unter Leitung des Direktors des Gesundheitsamtes den Entwurf zu einer „Anweisung zur Gewinnung, Aufbewahrung und Versendung von Thierlymphe" ausgearbeitet hat. Der letztere liegt zur Zeit dem Bundesrathe vor.

Wirkung des Impfgesetzes. Für die Beurtheilung der Wirkung des Impfgesetzes hat das Gesundheitsamt sich möglichst sichere Unterlagen zu verschaffen gesucht. Erschwert war diese Arbeit in hohem Grade durch den Mangel einer für das Reich einheitlich geregelten Pocken=Statistik, ein Uebelstand, der erst in neuester Zeit hat beseitigt werden können (vgl. Abschnitt Medizinal=Statistik).

Das Vorkommen von Impfschädigungen hat das Gesundsheitsamt mit Aufmerksamkeit verfolgt und sich in allen Fällen von Bedeutung das amtlich erhobene Untersuchungsmaterial zu verschaffen gesucht. Ueber die Gefahr der Uebertragung von Tuberkulose durch die Impfung sind mehrfach gutachtliche Außerungen erstattet worden.

An den Berathungen der Petitions=Kommission des Reichstages über die Petitionen zum Impfgesetze haben seit dem Jahre 1878 der Direktor bezw. Mitglieder des Gesundheitsamtes als Regierungs=Kommissare regelmäßig Theil genommen. Mehrfach haben diese Verhandlungen dem Amte zu weiteren Erhebungen Veranlassung gegeben. Behufs Würdigung der von impfgegnerischer Seite vorgebrachten Einwände liegen dem Amte zur Zeit zahlreiche sogenannte Ur=Pockenlisten aus der Zeit vor Einführung des Reichs=Impfgesetzes, sowie sämmtliche in Preußen seit Anfang dieses Jahrhunderts erlassenen Verordnungen ꝛc., die Impfung betreffend, zur Bearbeitung vor. Zu dem gleichem Zwecke hat sich das Amt neuerdings in den Besitz des amtlichen Materials, betreffend die Entwickelung des Impfwesens und die Verbreitung der Pocken in Schweden gesetzt.

Schließlich ist zu erwähnen, daß wiederholt auch experimentelle Untersuchungen über die Aetiologie der Pocken und über das wirksame Agens der Vaccine stattgefunden haben, welche bisher indeß zu befriedigenden Ergebnissen nicht geführt haben.

Diphtherie.

Ueber die Bedeutung der Mikroorganismen für die Entstehung der Diphtherie beim Menschen, bei der Taube und beim Kalbe sind in den Jahren 1882 bis 1884 von dem Hülfsarbeiter Stabsarzt Dr. Loeffler zahlreiche Untersuchungen angestellt. Dieselben sind im 2. Bande der Mittheilungen aus dem Kaiserlichen Gesundheitsamte (S. 421) veröffentlicht worden.

Abdominaltyphus.

Ueber die Aetiologie des Abdominaltyphus sind in den Jahren 1881 bis 1883 vom Stabsarzt Dr. Gaffky Untersuchungen ausgeführt, deren Ergebnisse im 2. Bande der Mittheilungen aus dem Kaiserlichen Gesundheitsamte (S. 372) publizirt worden sind[1]). Im Jahre 1882 wurde der genannte Hülfsarbeiter mit Genehmigung des Königl. preußischen Kriegsministeriums nach Wittenberg entsandt, um den Ursachen einer unter den Mannschaften des dortigen Infanterie-Regiments ausgebrochenen Typhusepidemie nachzuforschen (vgl. 2. Bd. der Mittheilungen S. 403).

Betreffs der Entstehung einer im Jahre 1884 in Zürich ausgebrochenen Epidemie von Abdominaltyphus hat Geh. Regierungsrath Dr. Koch auf Ansuchen der dortigen städtischen Behörden gutachtliche Aeußerungen abgegeben.

Daß wiederholt Wasser- und Bodenproben anläßlich des Auftretens von Abdominaltyphus untersucht worden sind, ist an anderer Stelle erwähnt (vgl. Abschnitt 7 und 8).

Tuberkulose.

Ueber Tuberkulose hat Geh. Regierungsrath Dr. Koch im Laboratorium des Gesundheitsamtes in den Jahren 1881 und 1882 eine Reihe von Untersuchungen angestellt, welche zur Entdeckung der Krankheitsursache führten[2]). Der ausführliche Bericht über diese in dem folgenden Jahre fortgesetzten und erweiterten Untersuchungen ist in den Mittheilungen aus dem Kaiserlichen Gesundheitsamte veröffentlicht worden[3]).

Zahlreiche von Dr. Koch und Dr. Gaffky angestellte Versuche, durch Anwendung von entwickelungshemmenden Mitteln die Tuberkelbacillen im Thierkörper an der Vermehrung zu hindern, sind ebenso erfolglos geblieben, wie von den Genannten im Verein mit Oberstabsarzt I. Kl. Professor Dr. Fraenzel im Königlichen Charité-Krankenhause an Menschen angestellte entsprechende Versuche[4]).

Osteomyelitis.

Ueber die Aetiologie der Osteomyelitis wurden von dem Hülfsarbeiter Königlich sächsischen Assistenz-Arzt I. Kl. Dr. Becker experimentelle Untersuchungen ausgeführt, deren wesentlichste Resultate in der Deutschen Medizinischen Wochenschrift (Jahrg. 1883 Nr. 46) veröffentlicht sind.

---

[1]) Zur Aetiologie des Abdominaltyphus. Mit einem Anhange: Eine Epidemie von Abdominaltyphus unter den Mannschaften des 3. Brandenb. Infant.-Regts. Nr. 20 im Sommer 1882.

[2]) Vgl. Verhandlungen der physiologischen Gesellschaft zu Berlin, 7. Jahrgg., XIII, 65; Verhandlungen des I. Congresses für innere Medicin; Berl. klin. Wochenschr. 1882 Nr. 15.

[3]) 2. Bd. S. 1 ff.

[4]) Vgl. Mittheilungen des Prof. Dr. Fraenzel in den „Verhandlungen des II. Congresses für innere Medicin".

Vgl. ferner: „Ein Beitrag zum Verhalten der Tuberkelbacillen im Sputum" von Stabsarzt Dr. Gaffky. Mittheilungen aus dem Kaiserl. Gesundheitsamte 2. Bd. S. 126.

Wundinfektionskrankheiten.

Vielfach sind seit dem Jahre 1880 sowohl die menschlichen, wie die künstlich bei Thieren zu erzeugenden Wundinfektionskrankheiten Gegenstand der experimentellen Forschung gewesen. Die hierbei gewonnenen Ergebnisse sind zum Theil in bereits erwähnten Arbeiten publicirt[1]).

Andere Infektionskrankheiten.

Abgesehen von den schon aufgeführten Arbeiten haben zahlreiche orientirende experimentelle Untersuchungen über Infektionskrankheiten stattgefunden, welche indeß theils wegen Mangels an Material, theils wegen Ueberhäufung mit anderweitigen Aufgaben bisher nicht haben zum Abschluß gebracht werden können, so über Syphilis, Gonorrhoe, Rückfallstyphus, Puerperalfieber, Dysenterie, Brechdurchfall der Kinder u. a. m. —

---

4. Desinfektion.

Häufig sind vom Kaiserlichen Gesundheitsamte Vorschläge zu Desinfektions=Maßnahmen und gutachtliche Aeußerungen über den Wirkungswerth einzelner Desinfektionsmittel erfordert worden. Kaum in einem anderen Gebiete der Geschäfts=thätigkeit wurde das Bedürfniß nach eigenen Ermittelungen so dringend empfunden als in diesem. Namentlich im Jahre 1879 zur Zeit der Gefahr einer Einschlep=pung der Pest nach Deutschland und bei Ausarbeitung der Ausführungs=Be=stimmungen zum Gesetze betreffend die Abwehr und Unterdrückung von Viehseuchen zeigte es sich, wir sehr die Unterlagen der Desinfektionstechnik noch lückenhaft waren und der experimentellen Begründung bedurften. Die Zuverlässigkeit der gebräuch=lichen Desinfektionsverfahren war von Vielen auf Grund experimenteller und prak=tischer Erfahrungen angezweifelt worden, denn es hatten weder die Erhebungen der ersten Cholera=Kommission des Deutschen Reiches, noch die Beobachtungen, welche man beim Desinfiziren zur Abwehr der Pest und anderer Infektionskrankheiten der Menschen oder der Thiere gemacht, die Entscheidung herbeigeführt, in wie weit die Desinfektionsverfahren der Sanitäts= und Veterinärpolizei und der für sie erforderliche enorme Kostenaufwand den gestellten Erwartungen entsprächen. Es drängten daher zu jener Zeit sowohl die sanitären, als auch die wirthschaftlichen Interessen dazu, die Desinfektionsfrage in ruhigen, seuchefreien Zeiten einer experimentellen Bear=beitung zu unterziehen. Das Gesundheitsamt hat sich seither mit dieser Aufgabe fortgesetzt befaßt, in dem Bewußtsein, daß Beobachtungen, welche den Werth oder

---

[1]) Vgl. auch: Dr. Gaffky, Ueber antiseptische Eigenschaften des in der Esmarch'schen Klinik als Verbandmittel benutzten Torfmulls. Langenbeck's Archiv Bd. XXVIII Heft 3.

Unwerth der einzelnen Desinfektionsmittel feststellen, entweder den Weg für sichere prophylaktische Maßnahmen zeigen, oder doch im Falle, daß man dadurch von einem oder dem anderen Mittel oder Verfahren ganz abkommen sollte, die Behörden vor einem schädlichen blinden Vertrauen auf einen trügerischen und überdies kostspieligen Schutz warnen müßten. Im Jahre 1879 wurden die Vorarbeiten für diese Ermittelungen gemacht, die einschlägige Literatur und die sanitätspolizeilichen Vorschriften des In- und Auslandes zusammengetragen und ein Programm für die Untersuchungen aufgestellt. Die Ausführung begann im Juni des darauffolgenden Jahres mit der Inbetriebsetzung der Laboratorien im Dienstgebäude des Gesundheitsamtes und gewann alsbald dadurch einen festeren Boden, daß das neueingetretene Mitglied, Regierungsrath Dr. Koch sich an der Arbeit betheiligte und durch die bekannten Vervollkommnungen der bakteriologischen Technik der Beurtheilung des Werthes der Mittel zur Bekämpfung der ansteckenden Krankheiten neue und bessere Wege erschloß.

Die ersten Versuche dieser Art sind für eine vom Reichs-Eisenbahn-Amt gewünschte gutachtliche Äußerung über die Verwendbarkeit des doppeltschwefligsauren Kalkes zur Desinfektion von Wagen und Geräthschaften für die Viehbeförderung auf Eisenbahnen angestellt worden. Diesen folgten in den Jahren 1880 und 1881 eine Reihe, aus eigenem Antriebe der Mitglieder des Kaiserlichen Gesundheitsamtes hervorgegangener Ermittelungen und zwar: Untersuchungen vom Regierungsrath Dr. R. Koch über die Desinfektion im Allgemeinen, die chemischen Desinfektionsmittel und namentlich das Sublimat und die Karbolsäure[1]), vom Regierungsrath Dr. G. Wolffhügel über die schweflige Säure[2]), vom Hülfsarbeiter Chemiker B. Proskauer über die Bestimmung der schwefligen Säure in der Luft[3]), von den Regierungsräthen Dr. R. Koch und Dr. G. Wolffhügel über die Desinfektion mit heißer Luft[4]), von den Regierungsräthen Dr. R. Koch und Dr. G. Wolffhügel, sowie den Hülfsarbeitern Assistenzärzten 1. Kl. Dr. G. Gaffky und Dr. F. Löffler über die Verwerthbarkeit heißer Wasserdämpfe zu Desinfektionszwecken[5]), vom Hülfsarbeiter Assistenzarzt 1. Kl. Dr. F. Hueppe über das Verhalten ungeformter Fermente gegen hohe Temperaturen[6]), vom Regierungsrath Dr. G. Wolffhügel und Hülfsarbeiter Chemiker G. von Knorre über die Ursache der verschiedenen Wirksamkeit der Lösungen von Karbolsäure in Oel und Wasser[7]), sowie vom Regierungsrathe Dr. G. Wolffhügel und Hülfsarbeiter Assistenzarzt 1. Kl. Dr. F. Hueppe über das Eindringen der Hitze in das Fleisch bei seiner Zubereitung[8]).

---

[1]) Mittheilungen aus dem Kaiserlichen Gesundheitsamte. Berlin 1881. I, S. 234.
[2]) Ebenda S. 188.
[3]) Ebenda S. 283.
[4]) Ebenda S. 301.
[5]) Ebenda S. 327.
[6]) Ebenda S. 341.
[7]) Ebenda S. 352.
[8]) Ebenda S. 395.

Im Jahre 1882 bewegten sich die Versuche mehr auf dem Gebiete der Desinfektionspraxis, es galt für eine gutachtliche Äußerung geeignete Verfahren zur Desinfektion von Schiffen und namentlich deren Bilgewasser ausfindig zu machen. Zu diesem Zwecke sind Untersuchungen an Seeschiffen zu Wilhelmshaven angestellt worden[1]. Ferner wurden in Erledigung eines Auftrages von vorgesetzter Stelle auf einigen Berliner Bahnhöfen an Viehtransportwagen die Mittel und Verfahren geprüft, welche für die Vernichtung von Ansteckungsstoffen bei Viehbeförderung auf Eisenbahnen empfohlen sind oder noch in Betracht kommen könnten[2].

Auch sind auf Ansuchen des Magistrats der Stadt Berlin im Jahre 1882 die auf Grund der Erfahrungen des Kaiserlichen Gesundheitsamtes verbesserten Merke'schen Desinfektionsapparate des städtischen Krankenhauses Moabit einer Prüfung unterzogen worden.

Über Fragen der Desinfektionstechnik ist Behörden — sei es durch Denkschriften oder durch kürzere gutachtliche Äußerungen — öfters Auskunft ertheilt worden, so der französischen Botschaft über die in Deutschland gebräuchlichen Verfahren der Desinfektion der zur See ankommenden Schiffe, Waaren, Briefe u. dgl. (1880), der Direktion der Strafanstalt Rawitsch über Desinfektion von Roßhaaren und Schweineborsten zum Schutze gegen Milzbrand (1882), der Militär-Medizinal-Abtheilung des Königlich preußischen Kriegsministeriums über Desinfektionsapparate (1884 und 1886), dem Magistrat zu Schwerin über Desinfektionsapparate (1885), der Ober-Berg- und Hütten-Direktion zu Eisleben über Desinfektion der Fäkalien zum Schutze gegen Verbreitung der Cholera (1884).

Auch gelangten Desinfektions-Vorschriften für Kauffahrteischiffe zum Schutze gegen das gelbe Fieber wiederholt zur Berathung (1879 und 1882), und ist im Kaiserlichen Gesundheitsamte der Entwurf einer Anweisung zur Desinfektion von Seeschiffen ausgearbeitet worden (1882).

Zu den oben genannten ohne besonderen Auftrag angestellten Ermittelungen traten im Jahre 1883 Beobachtungen der Hülfsarbeiter Stabsärzte Dr. E. Schill und Dr. B. Fischer über die Desinfektion des Auswurfes der Phthisiker[3], sowie Versuche der Hülfsarbeiter Stabsarzt Dr. B. Fischer und Chemiker B. Proskauer über die Desinfektion mit Chlor und Brom[4].

Die Hülfsarbeiter Marine-Stabsarzt Dr. Gärtner und Stabsarzt Dr. Plagge haben Untersuchungen über die Frage angestellt, welcher Desinfektionsmittel die Ärzte und das übrige Heilpersonal sich in der Chirurgie und Geburtshülfe zum Schutze gegen Wundinfektions-Krankheiten bedienen sollen, und hat Dr. Gärtner

---

[1] Arbeiten aus dem Kaiserlichen Gesundheitsamte. Berlin 1885/86. I, S. 199.

[2] Ein Bericht über diese von Geh. Reg.-Rath Dr. Koch, Marinestabsarzt Dr. B. Fischer und Chemiker B. Proskauer ausgeführten Untersuchungen wird demnächst in den Arbeiten aus dem Kaiserlichen Gesundheitsamte veröffentlicht werden.

[3] Mittheilungen aus dem Kaiserlichen Gesundheitsamte. Berlin 1884. II, S. 131.

[4] Ebenda S. 228.

über das Ergebniß dieser Versuche im April 1885 auf dem XIV. Kongreß der Deutschen Gesellschaft für Chirurgie in einem Vortrage berichtet[1]).

In den letzten Jahren sind dann noch eine Reihe von Untersuchungen über Desinfektion mittelst Hitze angestellt worden, theils um ein abgekürztes Prüfungsverfahren für Hitze-Desinfektionsapparate zu ermitteln, theils um über die Leistungsfähigkeit einiger neuerer Konstruktionen solcher Vorrichtungen Erfahrungen zu gewinnen.

Vom Herbst 1885 bis zum Juni 1886 hat das Gesundheitsamt in Folge einer Anregung des Chefs der Admiralität zahlreiche Versuche gemacht, welche auf die Geruchlosmachung des Bilgewassers S. M. Schiffe abzielten.

5. Apothekenwesen.

Pharmakopoe.

Zufolge einer Anregung des Reichskanzlers beschloß der Bundesrath in seiner Sitzung vom 6. Juni 1878, die Pharmacopoea germanica, welche mit dem 1. November 1872 in Wirksamkeit getreten war, einer Revision zu unterziehen und den Reichskanzler zu ersuchen, eine aus Apothekern, Chemikern, Pharmakologen und in der Praxis bewährten Ärzten und Klinikern bestehende Kommission mit der Aufgabe einzuberufen, dem Bundesrathe Vorschläge über Abänderung und Ergänzung des Arzneibuches von 1872 vorzulegen.

Zur Beschaffung des für eine ersprießliche Wirksamkeit der zu bildenden Kommission erforderlichen Materials wurde seitens des Reichskanzlers an die Bundesregierungen das Ersuchen gerichtet, zunächst die ärztlichen und pharmazeutischen Kreise, insbesondere auch einzelne namhafte Medizinal-Beamte, Universitätslehrer, Kliniker und Apotheker zu einer Äußerung darüber zu veranlassen, welche Zweifel und Mängel bei der Anwendung des gesetzlichen Arzneibuches bisher hervorgetreten seien und welche Bereicherungen der Arzneischatz inzwischen erfahren habe.

Das Kaiserliche Gesundheitsamt hat sich demnächst der Sonderung und Ordnung der hiernach eingegangenen Äußerungen und des sonst gesammelten Materials unterzogen. Das Ergebniß dieser Arbeit, welches den Gegenstand nach allen Seiten in eingehender Weise behandelte, wurde gedruckt und der Pharmakopoe-Kommission vorgelegt. Die Bildung derselben war in Folge eines Erlasses des Herrn Reichskanzlers vom 12. Juli 1880 durch Berufung der dazu bestimmten Fachmänner eingeleitet worden. Sie bestand aus ordentlichen Mitgliedern des Gesundheitsamtes und weiteren 33 Sachverständigen und trat unter dem Vorsitze des Direktors Dr. Struck

---

[1]) Dr. Gärtner und Dr. Plagge, Ueber die desinfizirende Wirkung wässeriger Karbolsäure-Lösungen, B. v. Langenbeck's Archiv für klinische Chirurgie. Bd. XXXII, Heft 2.

vom 15. bis 25. Oktober 1880 im Gesundheitsamte zu einer ersten Sitzungsperiode zusammen. Nach Erledigung des allgemeinen Theiles ihrer Aufgaben wurde eine technische Subkommission zur Bearbeitung des chemisch=pharmaceutischen Theiles eingesetzt.

Die unter fortwährender Mitwirkung des Gesundheitsamtes gewonnenen Er= gebnisse wurden dann zur weiteren Beschlußfassung einer zweiten Plenar=Versammlung vorgelegt, die vom 20. bis 31. März 1882 wiederum im Gesundheitsamte tagte. Der Entwurf des Arzneibuches wurde ins Lateinische übersetzt und nach Erledigung dieser Aufgabe dem Bundesrathe vorgelegt, der am 5. Juli 1882 der Einführung des Werkes vom 1. November 1882 ab zustimmte.

Verkehr mit Arzneimitteln.

Neben dieser, wegen ihrer Bedeutsamkeit in erster Linie zu nennenden Thätigkeit des Gesundheitsamtes in Bezug auf das Apothekenwesen, hat es dem Amte noch viel= fach obgelegen, seiner vorgesetzten Behörde, theils auf deren direkte Veranlassung, theils in Folge der von einzelnen Bundesregierungen ausgesprochenen Wünsche, gut= achtliche Äußerungen pharmaceutisch=technischen Inhaltes abzugeben. So im November 1878 ein Gutachten wegen Abänderung des §. 2 des Erlasses, betreffend die Prüfungs= ordnung der Apothekergehülfen, vom 13. November 1875, im Januar 1879 darüber, in wieweit sogenannte homöopathische Arzneien denjenigen Formen von Zu= bereitungen zu Heilzwecken beizuzählen seien, deren Vertrieb nach Beilage A der Allerhöchsten Verordnungen vom 25. März 1872 bezw. 4. Januar 1875 ausschließlich den Apothekern zugewiesen worden ist, oder ob deren Handel als freigegeben zu be= trachten sei. Auch mit der Erörterung der Frage über den sogenannten Handverkauf der Arzneimittel in den Apotheken und derjenigen über die wiederholte An= fertigung von Recepten hatte sich das Amt seit dem Februar 1880 zu beschäftigen, insofern es der vorgesetzten Behörde verschiedene, damit zusammenhängende gutachtliche Äußerungen abgab und darauf bezügliche Vorschläge der Pharmakopoe=Kommission vermittelte. Die Angelegenheit liegt mit weiteren Gutachten des Gesundheitsamtes, welche sich unter Anderem auch auf die Form der Flaschen rc. zur Verwahrung der zum äußeren bezw. zum inneren Gebrauche bestimmten Arzneien beziehen, dem Bundesrathe zur Beschlußnahme vor.

Die Kaiserliche Verordnung vom 4. Januar 1875, betreffend den Verkehr mit Arzneimitteln ist hinsichtlich ihrer Anwendbarkeit auf verschiedene im Handel vor= kommende Präparate der Gegenstand mehrerer im dienstlichen Auftrage abgegebener Meinungsäußerungen des Gesundheitsamtes gewesen. Insbesondere lag Letzterem ob, in den Jahren 1878—1880 die technischen Materialien zur Feststellung des Be= griffes „künstliche Mineralwässer" auszuarbeiten und den Entwurf der Kaiserlichen Verordnung vom 9. Februar 1880 vom sanitäts=polizeilichen Standpunkte zu begut= achten. Die letztere giebt solche künstliche Mineralwässer dem Verkehr außerhalb der Apotheken frei, welche nicht unter Verwendung von Stoffen der in den Tabellen B und C zur deutschen Pharmakopoe aufgeführten Art hergestellt sind. Im April 1882 war die Frage über die Aufnahme von sogenannten Honigpräparaten in die Beilage A der Kaiserlichen Verordnung vom 4. Januar 1875 Gegenstand eines Berichtes. Ende December 1885 war die Frage zur Begutachtung gestellt, ob die erwähnte Kaiserliche Verordnung auf Verbandstoffe anwendbar sei, welche mit Jodoform, einem nach § 2 dem ausschließlichen Vertriebe in den Apotheken vorbehaltenen Präparate, imprägnirt sind. Neuerdings ist eine Revision der Verordnung in Erwägung gezogen worden.

Untersuchung von Arzneistoffen.

Neben dieser rein gutachtlichen Thätigkeit hat das Gesundheitsamt auch die experimentellen Arbeiten auf dem Gebiete der pharmaceutischen Präparate nicht vernachlässigt und durch Untersuchung von im Handverkaufe abgegebenen Proben von chlorsaurem Kalium, Karbolsäure, Bismuthum subnitricum, Malzextrakt, Pepsin ꝛc. ein zutreffendes Urtheil über die Qualität solcher Waaren zu gewinnen gesucht, theilweise auch über das Ergebniß solcher Untersuchungen an die vorgesetzte Stelle berichtet. Als von besonderem Werthe soll hier eine ausgedehnte Untersuchung angeführt werden, welche im Interesse der Ausfuhr deutscher Chininfabrikate im Laufe des Jahres 1883 vorgenommen wurde. Die von zwei der bedeutendsten deutschen Fabriken in die Türkei importirten Chininfabrikate waren von den türkischen Zollbehörden in Konstantinopel und Alexandrien beanstandet worden, weil sie nach dem Urtheile türkischer Sachverständiger unrein sein und einen Prozentsatz fremder Salze enthalten sollten. Durch eingehende Untersuchungen im Laboratorium des Gesundheitsamtes konnte erwiesen werden, daß die verdächtigten Proben den in Deutschland von der Pharmakopoe an ein reines Präparat zu stellenden Anforderungen unzweifelhaft entsprachen, daß somit die angeschuldigten Fabrikanten die Unterstützung der Reichsverwaltung verdienten. Auch über die Frage, ob den Fabrikanten des Antipyrins, in Anbetracht der Bedeutung dieses Alkaloids für die Therapie, hinsichtlich des zur Herstellung desselben nothwendigen Alkohols, unter der Bedingung vorgängiger Denaturirung, Steuerfreiheit gewährt werden solle, hat sich das Gesundheitsamt im Januar 1885 zu äußern gehabt.

Geheimmittel.

Der Mißbrauch, der von Seiten gewinnsüchtiger Personen mit dem Verkaufe sogenannter Geheimmittel getrieben wird, war schon bald nach Errichtung des chemischen Laboratoriums des Amtes die Veranlassung, daß dort eine Anzahl solcher Präparate, welche dem Publikum in besonders marktschreierischer Weise angepriesen wurden, soweit dies nach Maßgabe des Standes der analytischen Chemie möglich war, einer chemischen und auch, wenn angezeigt, einer mikroskopischen Prüfung unterworfen worden ist. Die hierbei gewonnenen Resultate setzten das Amt in den Stand, sich über die Frage des Geheimmittel-Unwesens eine auf eigene Erfahrung begründete Meinung zu bilden und diese mehrfach in Gutachten zu vertreten, welche von demselben im November 1877, im Dezember 1878, im März, Mai und Juni 1879, sowie im November 1880, ferner im September und Dezember 1885 dem Herrn Staatssekretär des Innern erstattet wurden.

---

6. Nahrungsmittel, Genußmittel und Gebrauchsgegenstände.

Das Nahrungsmittel-Gesetz.

Die Klagen über Verfälschung der Nahrungs= und Genußmittel, welche in der Mitte der 70er Jahre von den verschiedensten Seiten, unter Anderem auch wiederholt im Reichstage (z. B. 1875 betreffs des Bieres bei der Berathung des Gesetzentwurfes über die Erhöhung der Brausteuer, sodann allgemeiner 1876 und 1877 bei Berathung des Etats des Kaiserlichen Gesundheitsamtes) erhoben worden waren, veranlaßten den Herrn Reichskanzler, das Gesundheitsamt im Laufe des Jahres 1877 mit Vorarbeiten zu einer gesetzlichen Regelung zu beauftragen, die sich zweckmäßig auch auf eine Anzahl von Gebrauchsgegenständen zu erstrecken haben würde. Zunächst wurde das einschlägige und technische Material gesammelt, bearbeitet und das Ergebniß dieser Arbeiten einer im November 1877 unter dem Vorsitze des Direktors Dr. Struck zusammengetretenen Kommission vorgelegt, welche aus den damaligen Mitgliedern des Amtes, einem Kommissar des Reichs=Justizamtes und einer Reihe von medizinischen, chemischen und landwirthschaftlichen Sachverständigen bestand.

Die Kommission stellte in Betreff der gebräuchlichsten Nahrungs= und Genußmittel und einiger besonders wichtiger Gebrauchsgegenstände die bisher bekannt gewordenen Arten der Verfälschung fest, zog die Frage, inwieweit dieselben zur Schädigung der menschlichen Gesundheit geeignet seien, in Berathung und äußerte sich schließlich noch darüber, inwiefern es nach dem damaligen Stande der Wissenschaft und der Technik möglich sei, durch chemische Untersuchung den objektiven Thatbestand jener Verfälschungen festzustellen.

Auf Grund der technischen Erörterungen der Kommission wurde dann im Reichs=Justizamt der Entwurf eines Gesetzes ausgearbeitet, unter dessen Anlagen sich insbesondere die im Gesundheitsamte angefertigten Materialien zur technischen Begründung des Entwurfs eines Gesetzes betreffend den Verkehr mit Nahrungsmitteln, Genußmitteln und Gebrauchsgegenständen befanden. Diese Materialien sollten vor allen Dingen das Bedürfniß der gesetzlichen Regelung unter Darlegung des damaligen Zustandes an der Hand der oben erwähnten Kommissions=Berathungen nachweisen. Sie sind eingetheilt nach den einzelnen Lebensmitteln und Gebrauchsgegenständen (Mehl, Konditorwaaren, Zucker, Fleisch, Milch, Butter, Bier, Wein, Kaffee und Thee, Chokolade, künstliche Mineralwässer, Petroleum 2c).

Der Gesetzentwurf ist dem Bundesrathe und sodann am 22. März 1878 dem Reichstage vorgelegt worden, gelangte jedoch in dieser Session nicht zur Erledigung, wurde vielmehr nur in einer Kommission von 21 Mitgliedern vorberathen.

Der Reichskanzler ließ ihn demnächst unter thunlichster Berücksichtigung der von der Kommission ausgesprochenen Wünsche umarbeiten und legte den neuen Entwurf dem Bundesrathe, sowie weiterhin dem Reichstage vor. Die Materialien zur technischen Begründung waren vom Kaiserlichen Gesundheitsamte einer theilweisen Umarbeitung unterzogen worden, weil inzwischen sowohl die Fortschritte der Wissen= schaft wie die praktischen Erfahrungen auf dem Gebiete der Gesundheitspolizei wesent= liche Bereicherungen und Berichtigungen dargeboten hatten.

Die Vorlage wurde in der ersten Berathung am 25. Februar 1879 vom Reichstage wiederum einer Kommission überwiesen. Am 1. und 2. April 1879 fand die zweite, am 28. April die dritte Lesung im Plenum statt, wobei noch ein= zelne Abänderungen vorgenommen wurden. Am 30. April erfolgte die Annahme des Gesetzes im Ganzen. Dasselbe wurde, nachdem es auch vom Bundesrathe in der veränderten Gestalt genehmigt worden war, von Seiner Majestät dem Kaiser unter dem 14. Mai 1879 vollzogen und demnächst verkündet.

Da das betreffende Stück des Reichs=Gesetzblattes am 22. Mai 1879 in Berlin ausgegeben worden ist, so hat das Gesetz am 5. Juni 1879 verbindliche Kraft erlangt.

Das Gesundheitsamt hat in allen Stadien der Entwicklung des genannten Gesetzes mitgewirkt. Es hat auch, wie weiterhin dargelegt werden soll, nach dem Inkrafttreten des Gesetzes nicht gesäumt, dessen Durchführung vom technischen Stand= punkte aus zu erleichtern, sowie auf Abstellung von Mängeln hinzuwirken.

Die im Jahre 1877 im Gesundheitsamte versammelt gewesene Fachkommission hatte der Ueberzeugung Ausdruck gegeben, daß die Gesetzgebung nur dann wirksam eintreten könne, wenn zur Sicherung der Ausführung des Gesetzes technische Unter= suchungsstationen in erforderlicher Anzahl und Beschaffenheit errichtet würden. Diese Erkenntniß ließ sofort das Bedürfniß zur Feststellung eines Normalstatuts für Kon= trolstationen zur Untersuchung von Lebensmitteln hervortreten. Sie war die Ver= anlassung zur Berufung einer zweiten Kommission, welche in der Zeit vom 12. bis 20. November 1877 ebenfalls unter dem Vorsitze des Direktors Dr. Struck tagte und neben den Mitgliedern des Gesundheitsamtes hervorragende höhere Verwaltungs= beamte, Aerzte und Chemiker zu ihren Theilnehmern zählte. Die Ergebnisse der Be= rathungen dieser Kommission sind der Hauptsache nach in der „Denkschrift über die Aufgaben und Ziele, die sich das Kaiserliche Gesundheitsamt gestellt hat, und über die Wege, auf denen es dieselben zu erreichen hofft", (Berlin, 1879, Carl Heymann's Verlag, S. 13 ff.) niedergelegt, so daß an dieser Stelle auf die Wiedergabe der Einzelheiten verzichtet werden kann.

Wenn das Gesundheitsamt der Aufgabe, welche ihm durch das Inkrafttreten des Gesetzes vom 14. Mai 1879 erwuchs, gerecht werden wollte, indem es einerseits beobachtete, welche Fälschungen bei den einzelnen Nahrungs= und Genußmitteln hervorgetreten seien, und andererseits prüfte, ob und wie diese Fälschungen wissen= schaftlich festgestellt werden könnten, hatte es sich vor Allem jederzeit darüber zu informiren, was auf dem betreffenden Gebiete von kompetenten Sachverständigen geleistet worden war. Dies geschah durch das Studium der medizinischen, chemischen, technischen, landwirthschaftlichen und hygienischen Literatur, die fortlaufend ausge= gezogen und nach Materien geordnet zusammengestellt wurde, eine Arbeit, die wie im Allgemeinen, so besonders hier, als eine ständige Aufgabe des Amtes anzusehen ist. Auf diese Weise ist es, sobald sich ein spezieller Anlaß zur Bearbeitung einer Frage bietet, ohne Schwierigkeit möglich, literarisches Material ohne größeren Zeit= verlust zur Stelle zu haben.

Erhebliche Schwierigkeiten stellten sich besonders im Anfang bei den experi= mentellen Arbeiten insofern heraus, als es dem Amte schwer war, sich selbst die Beweise von Verfälschungen der unter das Nahrungsmittel=Gesetz fallenden Gegen= stände in dem Umfange zu verschaffen, welche zu seiner Orientirung durchaus nothwendig waren. Doch wurden diese Schwierigkeiten bald gehoben. Kaum war die Nachricht von der Errichtung eines Laboratoriums in weitere Kreise gedrungen, als bei dem Gesundheitsamte aus allen Theilen des Reichs verdächtige Nahrungs= mittel, Genußmittel und Gebrauchsgegenstände mit dem Antrag auf Untersuchung und Begutachtung seitens der Einsender in so großer Anzahl eingingen, daß es unmöglich war, allen Wünschen zu entsprechen. Immerhin konnte aber eine Aus= wahl solcher Gegenstände getroffen werden, deren Untersuchung für das Amt werthvolle Aufschlüsse versprach. Es wurden daher anfangs in größerer Zahl auch Untersuchungen für Private angestellt. Im Laufe der Zeit mußte indessen immer mehr hiervon abgesehen werden, da dem Amte anderweitige Aufgaben gestellt wurden, welche die Kräfte voll und ganz in Anspruch nahmen. Ohnedies nahm die Zahl der sonst zugänglichen Untersuchungsstellen im Reiche zu; es konnte nicht in der Absicht des Gesundheitsamtes liegen, denselben eine Konkurrenz zu bereiten. Mehr und mehr ist das Amt dazu gekommen, sich feste Grundsätze zu bilden, nach denen bei der Aussonderung der zu berücksichtigenden Anträge verfahren wird; in erster Linie steht dabei die Rücksicht auf das öffentliche Interesse, d. h. es werden von vornherein alle solche Anträge abgelehnt, welche eine erhebliche Betheiligung desselben nicht er= kennen lassen.

Daß das Gesundheitsamt nicht nur den Anordnungen seiner vorgesetzten Be= hörde hinsichtlich der Anstellung von Versuchen oder der Abgabe von Gutachten jederzeit in erster Linie Folge geleistet hat, sondern namentlich auch bemüht gewesen ist, den Wünschen anderer Reichsbehörden (Auswärtiges Amt, Militär= bezw. Marine= Verwaltung, Postverwaltung ꝛc.) und der Bundesregierungen auf das Bereitwilligste zu entsprechen, braucht nicht besonders dargelegt zu werden.

Des Weiteren ist das Amt, wie schon im Allgemeinen Theile erwähnt, den seitens zahlreicher Interessenten geäußerten Wünschen zu deren Ausbildung in den Methoden der Nahrungsmittelanalyse in besonders geeigneten Fällen nach Maßgabe des vorhandenen Raumes und der für solche Zwecke verfügbaren Zeit thunlichst entgegengekommen.

Nicht weniger hat das Amt durch Vorführung eines vollständig ausgerüsteten Laboratoriums zur Untersuchung von Nahrungsmitteln, Genußmitteln und Gebrauchsgegenständen auf der in Berlin im Jahre 1883 abgehaltenen Ausstellung für Hygiene und Rettungswesen das Interesse weiterer Kreise für diese Frage zu erregen versucht.

Arbeiten aus den einzelnen Gebieten der Nahrungsmittelchemie.

Milch.

In Folge einer von den Königlich preußischen Ministern des Innern und für landwirthschaftliche Angelegenheiten gegebenen Anregung hat das Gesundheitsamt im Jahre 1877 sich mit der Ermittelung eines leicht ausführbaren und zuverlässigen Milchprüfungs-Verfahrens befaßt. Zunächst wurden alle zu dem gedachten Zwecke von sachkundigen Seiten gemachten Vorschläge experimentell geprüft. Das Ergebniß der Versuche war die Verwerfung aller auf optische Prinzipien zurückzuführenden Verfahren und, behufs Bestimmung des spezifischen Gewichtes, die Empfehlung einer (aus Glas oder nach Recknagel aus Hartgummi konstruirten) Senkspindel, durch welche die Ablesung bis in die 4. Dezimale ermöglicht wird. Von den Instrumenten zur Fettbestimmung der Milch konnte das Laktobutyrometer von Marchand und der von Soxhlet konstruirte Apparat zur aräometrischen Bestimmung des Milchfettes in ätherischer Lösung, letzterer als den weitgehendsten Ansprüchen Rechnung tragend, hervorgehoben werden.

Nachdem die Aufgabe des Amtes noch mit Rücksicht auf das inzwischen erlassene Gesetz vom 14. Mai 1879 erweitert war, um eventuell den Erlaß einer Kaiserlichen Verordnung auf Grund des §. 5 des gedachten Gesetzes vorzubereiten, wurden die technischen Ermittelungen im August 1882 beendet und in einer Vorlage unter dem Titel „Technische Materialien zum Entwurfe einer Kaiserlichen Verordnung, betreffend die polizeiliche Kontrole der Milch" zusammengestellt. Die Materialien sind einer Kommission von Verwaltungsbeamten, Aerzten und Chemikern unterbreitet worden, welche unter dem Vorsitze des Direktors Dr. Struck in der Zeit vom 16. bis einschließlich 21. Oktober 1882 im Gesundheitsamte tagte.

Aus weiteren Erörterungen, welche im Anschluß an die Verhandlungen der Sachverständigen-Kommission stattgefunden, hat sich ergeben, daß eine einheitliche Regelung des Verkehrs mit Milch auf Grund des Nahrungsmittel-Gesetzes nicht rathsam sei, denn die Beschaffenheit der Milch ist durch die Verschiedenartigkeit der lokalen Verhältnisse (Rasse der Thiere, Futterbeschaffenheit u. dgl. mehr) so beeinflußt, daß übereinstimmende Vorschriften hinsichtlich des Gehaltes der Milch an Fett und anderen Bestandtheilen in ausreichend detaillirter Weise, unter gleichmäßiger Wahrung der Interessen der Konsumenten wie der Produzenten für das ganze Reich nicht getroffen werden können. Es sind daher die genannten Materialien den einzelnen Bundesregierungen mitgetheilt worden, um von denselben bei eventuell von ihnen zu erlassenden Vorschriften verwerthet werden zu können. Letzteres ist insbesondere von Seiten der Königlich preußischen Regierung insofern geschehen, als die zuständigen Ministerien unterm 28. Januar 1884 eine nach Maßgabe der obigen Kommissionsvorschläge ausgearbeitete Zusammenstellung der wichtigsten Gesichtspunkte den Landesbehörden zur Berücksichtigung bei Regelung des Milchverkehrs in ihren Verwaltungsbezirken mitgetheilt haben.

Die Ergebnisse der Kommissions-Berathungen sind neuerdings auch unter dem Titel „Technische Anhaltspunkte für die Handhabung der Milch-Kontrole" auf Seite 24 des 1. Bandes der „Arbeiten aus dem Kaiserlichen Gesundheitsamte" veröffentlicht worden.

Durch die im Gesundheitsamte ausgeführten Arbeiten bot sich reichlich Gelegenheit, über die Beschaffenheit der Milch, wie sie von der Kuh kommt, unter verschiedenen Verhältnissen werthvolle Erfahrungen zu sammeln, dabei wurden aber auch zahlreiche im Handel vorkommende Milchpräparate, so unter Anderem die von Nägeli konservirte, sowie kondensirte Milch bezüglich ihrer Beschaffenheit und ihrer Haltbarkeit geprüft. Diese Prüfung ist auch noch auf andere Molkereiprodukte (Käse rc.) ausgedehnt worden. Ganz besondere Veranlassung hatte aber das Gesundheitsamt zum Studium der

Milchbutter

und der zu ihrem Ersatz dienenden fremden Fette, einschl. der sogenannten Kunstbutter.

Es wird als bekannt vorausgesetzt, daß zur Zeit sehr beträchtliche Mengen von Kunstbutter in den Verkehr gelangen, welche nicht selten für sich allein oder in Gemischen mit Milchbutter als reine Milchbutter dem Publikum feilgeboten werden. In Erkenntniß dieser Verhältnisse, die eine Schädigung des Publikums, welches für den Preis der Butter eine Waare von geringerem Werthe erhält, im Gefolge haben, ebenso aber auch im Interesse der Landwirthschaft beziehungsweise des Molkereiwesens, welchem so eine betrügerische Konkurrenz erwächst, beschloß der Reichskanzler, die Frage des Verkehrs einer gesetzlichen Regelung zu unterziehen und betraute das Gesundheitsamt mit den hierzu erforderlichen technischen Vorarbeiten. Dieser Auftrag fand dasselbe nicht unvorbereitet. Im Hinblick auf die bis heute in endgültiger Weise noch nicht gelöste Frage des sicheren Nachweises eines Zusatzes von fremden Fetten zur Butter hatte das Amt schon seit dem Jahre 1878 den wissenschaftlichen Methoden, welche diesen Zweck verfolgten, seine Aufmerksamkeit zugewendet und dieselben fortlaufend in ihren Fortschritten experimentell geprüft, wobei neben reiner Milchbutter auch Kunstbutter in- und ausländischen Ursprunges, ebenso die in Frage kommenden thierischen und pflanzlichen Fette berücksichtigt wurden. Nicht weniger wurde auch die sanitätspolizeiliche Seite der Frage in Erwägung gezogen.

Das Amt legte im Anfang des Jahres 1886 unter dem Titel „Technische Erläuterungen zu dem Entwurf eines Gesetzes betreffend den Verkehr mit Kunst=butter" ein Gutachten vor, welches sich ausführlich über die verschiedenen Arten der Herstellung der Kunstbutter, deren sanitäre Beurtheilung und die Mittel zur Unter=scheidung zwischen Kunstbutter und Milchbutter verbreitete. Dasselbe ist in den „Arbeiten aus dem Kaiserlichen Gesundheitsamt", I. Band S. 481 veröffentlicht worden.

Auf S. 529 ebendaselbst finden sich unter dem Titel: „Beiträge zur Kenntniß der Milchbutter und der zu ihrem Ersatz in Anwendung gebrachten anderen Fette" vom Regierungsrath Professor Dr. Sell die Ergebnisse einiger Versuche, welche die Brauchbarkeit des Apparats von Königs zur vorläufigen Kontrole der Marktmilch zum Gegenstande haben und die von Th. Taylor und A. Mayer in Vorschlag ge=brachten Verfahren zur Butterprüfung auf Grund der im Amte selbst gemachten Erfahrungen kritisch beleuchten.

Mehl und Backwaaren.

Der Besitz einer, die Cerealien und Hülsenfrüchte in allen Stadien ihrer Um=wandlung in Mehl, die verschiedensten Mehl= und Kleieproben und die Verunreini=gungen aufweisenden Sammlung setzte das Gesundheitsamt in den Stand, die auf diesen Gegenstand bezüglichen Literaturangaben zu prüfen und sich über das chemische und mikroskopische Verhalten der verschiedenen Mehlsorten, deren Gehalt an Mutter=korn, dessen Nachweis und dergleichen mehr, eingehende eigene Erfahrungen zu sam=meln. Ebenso ist nicht unterlassen worden, verschiedene Arten von Mehlwaaren, Gries, Maccaroni, auch von Brod und anderen Backwaaren sowie von Kindernahrungsmitteln auf ihren Gehalt an Nahrungsstoffen, die Abwesenheit schädlicher Beimengungen und ihre Verdaulichkeit zu prüfen.

Der Umstand, daß auf einem von S. M. Schiffen nach dem Genuß von in Valparaiso gekauftem Hartbrod seitens der Mannschaften Vergiftungserscheinungen zur Beobachtung kamen, war die Veranlassung, daß dieses Brod, einem Wunsche des Chefs der Kaiserlichen Admiralität entsprechend, auf Gehalt an Mutterkorn, Taumellolch, Strychnin und anderen Pflanzen= und Mineralgiften geprüft wurde.

Auf Requisition von Gerichten erstattete das Amt Gutachten über angeblich verfälschte Mehle und über die zur Zeit herrschende Ansicht hinsichtlich der Giftigkeit des Mutterkorns.

Konditorwaaren, Honig, Fruchtsäfte.

Um einen Einblick in die Beschaffenheit der im Handel vorkommenden Kon=ditorwaaren zu erhalten, hat das Gesundheitsamt zahlreiche, verschiedenen Quellen entstammende Dragées, Drops, Verzierungen von Kuchen auf Beimengung von Schwerspath, Färbung mit giftigen Farben und sonstige fremde Bestandtheile untersucht. Ebenso sind die in der Literatur zur Prüfung des Honigs vorgeschlagenen Methoden kontrolirt und bei der Untersuchung von käuflichen Proben zur Anwendung gebracht worden. Von den mit Fruchtsäften angestellten Prüfungen seien besonders diejenigen hervorgehoben, welche das Gesundheitsamt auf Wunsch der Kaiserlichen Admiralität mit Citronensaft ausführte, und welche den Zweck hatten, einerseits den für die Zwecke der Kaiserlichen Marine besten, im Handel vorkommenden Citronensaft herauszufinden, andererseits die Frage zur Entscheidung zu bringen, ob es möglich sei, den Saft einzudicken, ohne ihn dadurch hinsichtlich seiner Brauchbarkeit in nachtheiliger Weise zu beeinflußen. Die bei dieser Arbeit gesammelten Erfahrungen setzten das Gesundheitsamt in den Stand, sich später noch einmal in Folge einer Anregung der technischen Kommission für Seeschifffahrt im Juni 1886 gutachtlich über denselben Gegenstand zu äußern, als es sich darum handelte, die Qualität und Haltbarkeit desjenigen Citronensaftes näher festzustellen, welchen die Schiffer der deutschen Handelsmarine mitnehmen und ihren Mannschaften zum Schutze gegen Skorbut regelmäßig verabreichen sollen.

Zucker.

Während eine besondere Veranlassung zur Untersuchung des Rohrzuckers und der meisten anderen Zuckerarten nicht vorlag, war der aus Kartoffeln beziehungsweise Kartoffelstärke hergestellte Traubenzucker aus dem Grunde der Gegenstand langandauernder und ausgedehnter Versuche, weil derselbe bei der Weinverbesserung und auch als Ersatz für Malz bei der Bierbrauerei vielfach angewandt wird, und die Gegner dieser Zuckerart die Gesundheitsschädlichkeit der in demselben bald in größerer bald in kleinerer Menge enthaltenen sogenannten „unvergährbaren Bestandtheile" behaupten. Diese im Laufe der Jahre 1877—1880 angestellten Versuche umfaßten das Studium der im Handel vorkommenden Traubenzucker=Arten und der Methoden zum Nachweise der darin enthaltenen „Nichtzucker"; auch suchten sie die offene Frage der Schädlichkeit beziehungsweise Unschädlichkeit der Gährungsrückstände ihrer Lösung auf experimentellem Wege durch Thierversuche näher zu bringen.

Alkoholische Getränke.

Der Umstand, daß der Gehalt spirituoser Flüssigkeiten an Alkohol nach sehr verschiedenen, im Prinzip von einander abweichenden Verfahren bestimmt zu werden pflegt, war die Veranlassung zu dem mehrfach vorgenommenen vergleichsweisen Studium der Angaben der Destillationsmethode des Vaporimeters, des Ebullioskops von Vidal=Malligand und des Alkoholometers von Perrier, wobei Alkohol in verschiedenen Verdünnungen, Branntwein, Wein und Bier als Versuchsobjekte dienten. Sehr ausgedehnte Bearbeitung auch in anderer Hinsicht fand der

Wein.

Die bei dieser Gelegenheit gemachten Erfahrungen führten das Gesundheits=
amt zur Ueberzeugung, daß die zum Zweck der Gewinnung eines sachverständigen
Urtheils seitens der Gerichte bei der Handhabung des Nahrungsmittel=Gesetzes vom
14. Mai 1879 erforderliche chemische Untersuchung von Wein theils aus sachlichen,
theils aus formellen Gründen ganz erheblichen Schwierigkeiten begegne. Aus sach=
lichen Gründen insofern, als die Untersuchungsobjekte sehr oft solche Bestandtheile
enthalten, welche hinsichtlich ihrer Eigenschaften noch nicht hinreichend erforscht sind
und ohnedies nicht selten durch leichte Veränderlichkeit sich der Untersuchung ent=
ziehen. Aus formellen Gründen aber deshalb, weil die einzelnen Chemiker sich ver=
schiedener, in den Ergebnissen unter sich abweichender Untersuchungs=Methoden für
einen und denselben Gegenstand bedienen und bei ihren gutachtlichen Äußerungen
die Eigenschaften der Untersuchungsobjekte nicht immer nach übereinstimmenden, unter
sich vergleichbaren Kriterien bezeichnen. Diese Übelstände hatten zur Folge, daß der
Glaube an den Werth der chemischen Analyse bei Nicht=Fachleuten, insbesondere
auch bei dem Richterstande, in sachlich unberechtigter Weise erschüttert wurde.

Der Direktor des Kaiserlichen Gesundheitsamtes hielt es aus diesem Grunde
für angezeigt, Maßregeln zur Abhülfe in Anregung zu bringen, und zunächst we=
nigstens auf eine Einigung über die bei der Untersuchung des Weines anzuwen=
denden Methoden hinzuwirken. In Folge dessen ist im März 1882 seitens des
Reichskanzlers (Reichsamt des Innern) ein, im Gesundheitsamt an der Hand des
Literatur=Materials entworfener Fragebogen einer Reihe von auf dem Gebiete
der Oenochemie hervorragenden Fachmännern zur Äußerung über den Werth der
einzelnen Methoden übersandt worden. Nachdem seitens der Betheiligten die Beant=
wortung der Fragen vollständig eingelaufen war, wurde der Inhalt im Gesund=
heitsamte zusammengestellt und unter dem Titel „Technische Materialien für den
Entwurf einheitlicher Methoden zur Weinanalyse" vervielfältigt, um einer Fachkom=
mission vorgelegt zu werden.

Letztere trat in der Zeit vom 16. bis 21. April 1884 unter dem Vorsitze des
Direktors des Gesundheitsamtes in dem Dienstgebäude desselben zusammen und hatte
die Aufgabe:

1. diejenigen Weinbestandtheile festzustellen, welche bei der Weinanalyse regel=
   mäßig zu bestimmen sind;
2. einen Ausgleich oder wenigstens einen Majoritätsbeschluß wegen der Diffe=
   renzpunkte bei den Untersuchungs=Methoden herbeizuführen;
3. feste Normen für die Bestimmung derjenigen Substanzen aufzustellen, welche
   dem Wein am häufigsten zugesetzt werden, um demselben Eigenschaften zu
   verleihen, die ihm ursprünglich fehlen.

Die Beschlüsse der Kommission wurden zusammen mit „Einigen Erwägungen
zur gesetzlichen Regelung der Weinfrage", deren Abfassung insbesondere durch die

chemischen Mitglieder der Versammlung veranlaßt worden ist, seitens des Reichs=
kanzlers (Reichsamt des Innern) den betheiligten Bundesregierungen übersandt
und nach erfolgter Rückäußerung derselben im Reichs=Anzeiger veröffentlicht.

Auch bei der gesetzlichen Regelung des Verkehrs mit Wein konnte das Ge=
sundheitsamt sich thätig betheiligen. Demselben lag mehrfach die Erstattung tech=
nischer Gutachten ob, soweit sie in den Rahmen des ihm zugewiesenen Gebietes
fielen; auch war es bei den Verhandlungen vertreten, welche im Reichstag über den
Antrag des Reichstagsabgeordneten Dr. Buhl wegen Erlaß eines Verbotes der Kunst=
weinfabrikation am 18. Mai 1881 gepflogen wurden. Ebenso hatte dasselbe ein
Mitglied (Regierungsrath Dr. Sell) zu der Kommission zu entsenden, welche vom
12. bis 16. Juni 1883 im Reichsamte des Innern zur Berathung von Bestimmungen
über den Verkehr mit Wein tagte. Die Frage, wie eventuell die Herstellung und
der Verkehr mit Wein vom ausschließlich gesundheitlichen Standpunkte aus zu regeln
sein würde, ist wiederholt Gegenstand eingehender Bearbeitung gewesen.

Bier.

Wie Eingangs erwähnt, waren die Klagen über die schlechte Beschaffenheit des
Bieres im Jahre 1875 später mit die Veranlassung zur Betheiligung des Gesundheits=
amtes an den Vorbereitungen zum Erlaß des Nahrungsmittel=Gesetzes. Dieser Umstand
läßt es erklärlich erscheinen, daß im Amte besondere Anstrengungen gemacht wurden, den
Thatbestand aufzuklären, die Methoden zur Feststellung der normalen und anormalen
Bestandtheile des Bieres zu prüfen und an der Hand der dabei gewonnenen Er=
fahrungen zahlreiche Proben von den im Deutschen Reich zum Genuß kommenden
Bieren auf ihre Beschaffenheit zu untersuchen.

Diese Arbeiten, welche vom Jahre 1877 an bis vor Kurzem eine stehende
Rubrik in den Betriebsbüchern bildeten, wurden von Seiten der dem Amte vorge=
setzten Behörde mit Aufmerksamkeit verfolgt, und diente das auf Grund eigener
Erfahrungen gesammelte Material als wesentliche Grundlage für mehrere seitens
des Reichsamtes des Innern vom Gesundheitsamt erforderte, mit dem gedachten
Gegenstand im Zusammenhange stehende Gutachten.

Spiritus und Branntwein.

Die in die Oeffentlichkeit gedrungenen Klagen über die mangelhafte, nicht
selten geradezu gesundheitsschädliche Beschaffenheit des in einzelnen Theilen des
Reiches zum Konsum gelangenden Branntweins veranlaßte das Gesundheitsamt zu
technischen Ermittelungen darüber, inwieweit diese Klagen als begründet anzusehen
seien. Durch die chemische Untersuchung solcher verdächtiger Branntweinsorten
wurde ein selbstständiges Urtheil über die zum Nachweis und zur Bestimmung des
Fuselöls und mancher dem Getränke sonst betrügerischer Weise zugesetzten Stoffe ge=
wonnen, wie sie auch vielfache und werthvolle Anhaltspunkte bei Abfassung mehrerer
von Seiten der vorgesetzten Behörde erforderter, auf diesen Gegenstand bezüglicher

Gutachten boten. Ferner war das Amt an den Arbeiten der im Reichsschatzamt tagenden Enquete-Kommission behufs Prüfung der Steuerfreiheit des zu gewerblichen Zwecken verwendeten Spiritus Ende des Jahres 1880 und Anfang des Jahres 1881 durch Anstellung besonderer Versuche und Entsendung eines Mitgliedes in die technische Subkommission betheiligt.

Kaffee, Thee und Chokolade.

Unter den auf Kaffee und dessen Surrogate bezüglichen Arbeiten des Amtes verdient eine, ihres besonderen Interesses wegen, hervorgehoben zu werden.

Von zwei militärischen Behörden wurden dem Gesundheitsamte im Jahre 1878 fast gleichzeitig Proben eines denselben für die Mannschaften gelieferten Kaffees eingesendet, welche ihres geringen Preises und ihrer anscheinend schlechten Beschaffenheit wegen den Verdacht einer stattgehabten Verfälschung aufkommen ließen. Die ausgeführte chemische und mikroskopische Untersuchung, über welche in den Veröffentlichungen des Kaiserlichen Gesundheitsamtes 1878 S. 51 ausführlich berichtet worden ist, bestätigte diese Voraussetzung. Das Präparat wurde als aus dem Samen der Cassia occidentalis bestehend erkannt, welches unter dem Namen Café nègre neuerdings häufig als Surrogat oder als Verfälschung des Kaffees vorkommt.

Die auf Thee bezüglichen Untersuchungen des Amtes beschränkten sich auf informatorische Arbeiten chemischer und mikroskopischer Natur über die Beschaffenheit ächter und verfälschter Theesorten und deren Bestandtheile. Wesentlich in der gleichen Richtung bewegten sich auch die auf Kakao und Kakaopräparate bezw. Chokolade ausgeführten Untersuchungen, vornehmlich wurde den holländischen, mit Alkalien behandelten, sogenannten löslichen Kakaopräparaten Aufmerksamkeit zugewendet. Mehrfach hatte das Amt sich auf Erfordern der vorgesetzten Behörde gutachtlich über die einschlägigen Verhältnisse zu äußern.

Sonstige Nahrungs- und Genußmittel.

Ohne auf die weiteren Einzelheiten einzugehen, soll hier nur bemerkt werden, daß das Amt sich noch mit Untersuchungen beziehungsweise Gutachten über Essig, Mineralwasser, Speiseöle, Gewürze, Preßhefe und Gemüse einschließlich Gemüsekonserven zu befassen hatte. Unter den letzteren befanden sich präservirte Kartoffeln, präservirter Spinat und Pflaumenmuß, welche dem Amte seitens der Kaiserlichen Admiralität zur Prüfung und Begutachtung hinsichtlich ihrer Verwendung in der Kaiserlichen Marine übergeben worden waren. Die bei Gelegenheit der Hygiene-Ausstellung seitens des Amtes hinsichtlich der

Zubereitung der Speisen

nach dem Becker'schen Kochverfahren gesammelten Erfahrungen setzten dasselbe im Jahre 1884 in den Stand, den Wünschen verschiedener militärischer Behörden hinsichtlich Begutachtung desselben ausführlich zu entsprechen.

Gebrauchsgegenstände.

Es würde an dieser Stelle zu weit führen, wenn im Einzelnen auf alle diejenigen Untersuchungen eingegangen werden sollte, welche zum Zwecke der Erledigung sanitätspolizeilicher Fragen mit Kinderspielwaaren, Eß-, Trink- und Kochgeschirren, Umhüllungen von Nahrungsmitteln, mit Geweben, Teppichen, Rouleaux, weißem und buntem Papier, Papierwäsche, Pappe, Gummi und Kautschuk, kosmetischen Mitteln, dann mit verschiedenen Farben während der Zeit des Bestehens des Amtes ausgeführt worden sind. Es genüge vielmehr, diejenigen besonders hervorzuheben, welche, sich über einen längeren Zeitraum ausdehnend, technische Vorarbeiten für gesetzgeberische Maßnahmen oder Unterlagen für an Behörden abzugebende Gutachten darstellten. Zu dieser Kategorie gehören zunächst die im Gesundheitsamt während dreier Jahre ausgeführten Arbeiten über

Petroleum.

Nach §§ 1 u. 5 ꝛc. des Gesetzes vom 14. Mai 1879 unterliegt auch der Verkehr mit Petroleum der Beaufsichtigung; behufs Vorbereitung der Ausführungs-Bestimmungen für diesen Brennstoff wurde dem Gesundheitsamte am 24. September 1879 der Auftrag ertheilt, Erhebungen und Untersuchungen über die Verfahren zur Prüfung des Petroleums auf Feuergefährlichkeit und Explosionsfähigkeit anzustellen. Das Amt berichtete darauf dem Herrn Staatssekretär des Innern über die Ergebnisse seiner Untersuchungen und stellte drei Prüfungsapparate, diejenigen von Doxrud, von Bernstein und von Abel, als die nach seinem Dafürhalten relativ besten, zur Auswahl, welche bloß vom sanitätspolizeilichen Standpunkte zu treffen es im Hinblick auf die vielen andern dabei in Frage kommenden Interessen Anstand nahm. Es wurde daher die Auswahl des Apparates und die Erörterung der sonst in Frage kommenden Verhältnisse auf den Weg der kommissarischen Berathung unter Heranziehung von Vertretern der betheiligten Ministerien und der interessirten Berufsklassen verwiesen.

Eine aus 20 Mitgliedern gebildete Kommission trat unter dem Vorsitze des Direktors Dr. Struck im Dienstgebäude des Gesundheitsamtes am 26. Oktober 1880 zusammen. Dieselbe entschied sich an der Hand der durch Druck vervielfältigten und durch Detailzeichnungen erläuterten „Materialien zur technischen Begründung eines Entwurfes von Vorschriften über den Verkehr mit Petroleum" nach dreitägiger Diskussion für die Annahme des in England bereits gesetzlich eingeführten Petroleum-Prüfungsapparates nach Abel. Dem Amte erwuchs nun die weitere Aufgabe, Spezial-Vorschriften behufs Sicherung der Uebereinstimmung der einzelnen Exemplare in Konstruktion und Zuverlässigkeit der Angaben vorzubereiten.

Bei den dieses bezweckenden unter jedesmaliger Beobachtung des Barometerstandes ausgeführten Versuchen (1500 an Zahl) wurde im Amte die nicht weniger vom wissenschaftlichen Standpunkt aus interessante, als für die Praxis bedeutsame Beobachtung von dem Zusammenhange der Entflammungstemperatur mit dem Barometerstande gemacht, eine Thatsache, die dem Urheber des Apparates in England und allen dort mit demselben arbeitenden Chemikern bis dahin entgangen war. Die Beobachtung wurde durch Versuche, die auf Veranlassung des Gesundheitsamtes im Hygienischen Institut zu München und später auch in der Kaiserlichen Normal-Aichungskommission zur Ausführung gelangten, bestätigt. Die letztere Behörde hatte demnächst im Hinblick auf die ihr in reichlicherem Maße als dem Gesundheitsamte zur Verfügung stehenden feineren Instrumente und Vorrichtungen die weiteren, für die Einführung des Apparates nothwendigen Vorarbeiten insbesondere vom aichtechnischen Standpunkte aus die Lösung dieser Aufgabe unter Betheiligung des Gesundheitsamtes zu machen. In wie vollkommener Weise dies durch Aenderung der Dimensionen des Apparates, Anbringung der selbstthätigen, durch Uhrwerk betriebenen Zündungsvorrichtung, Beigabe von Barometer, Maßen und Lehren und dergleichen gelungen ist, zeigt die Anerkennung der Leistungen nicht bloß in Deutschland, sondern auch im Heimathlande des Originalapparates und in Amerika.

Im Besitze eines geeigneten Apparates waren die Bemühungen der Reichsregierung nunmehr darauf gerichtet, eine Norm hinsichtlich des Entflammungspunktes festzustellen, der so zu wählen war, daß er, ohne zu tief in die Interessen des Handels einzuschneiden, doch den Konsumenten des Brennstoffes relative Sicherheit gewährte. Das Gesundheitsamt wurde im Dezember 1880 mit diesbezüglichen Ermittelungen und Vorschlägen betraut. Nachdem dasselbe auf Grund zahlreicher von ihm angestellter Versuche über die Ergebnisse Bericht erstattet hatte, wurde der Entwurf zu einer „Kaiserlichen Verordnung über das gewerbsmäßige Feilhalten und Verkaufen von Petroleum" aufgestellt und nach Vorberathung durch eine im Januar 1882 im Reichsamte des Innern zusammengetretene Kommission vom Kaiser mit Zustimmung des Bundesraths unterm 21. Februar 1882 sanktionirt (Reichs-Gesetzblatt 1882, S. 40).

Der Wunsch, den Erfolg dieser Verordnung zu beobachten und weitere Erfahrungen hinsichtlich der in derselben enthaltenen Vorschriften zu machen, wurde im Gesundheitsamte und in der Normal-Aichungskommission getheilt. Das Erstere hat aus diesem Grunde im Dezember 1882 einen Kommissar zu gemeinsamen Arbeiten mit der Normal-Aichungskommission über die Gefahrtemperatur ernannt, bei welchen das Amt schon frühere seinerseits gemachte Erfahrungen zu Grunde legen konnte. Die Ermittelungen sind zur Zeit noch im Gange.

Eß-, Trink- und Kochgeschirr.

Schon im Jahre 1878 fand das Gesundheitsamt durch ein Ersuchen der betheiligten Königlich preußischen Ressortminister Gelegenheit, sich über die Nothwendigkeit einer Regelung des Verkehrs mit bleihaltigem Zinngeschirr zu äußern. Das Ergebniß der auf Veranlassung der Normal-Aichungskommission von Professor R. Weber angestellten Versuche über das Verhalten von Zinnbleilegirungen gegen

Essig hatte damals diese Frage vorübergehend angeregt. Das Gesundheitsamt wies in seinem Gutachten auf einige Lücken und Mängel in der bisherigen Erkenntniß des Gegenstandes hin und hielt es für nothwendig, der Sache mit eigenen Ermittelungen noch näher zu treten. Die Untersuchungen haben erst im Herbst 1881 aufgenommen werden können; im August 1882 ist dem Herrn Staatssekretär des Innern auf Grund der gewonnenen Ergebnisse eine Denkschrift über die Verwendung von Blei zu Gebrauchsgegenständen vorgelegt worden. Mittlerweile, im April 1882, hatte auch das Gesundheitsamt der Kaiserlichen Werft zu Wilhelmshaven auf deren Antrag eine gutachtliche Äußerung betreffend die Grenze der Zulässigkeit des Blei= gehaltes von Zinnbleilegirungen zum Zwecke der Herstellung von Butterbacken ab= gegeben. Anfangs August 1884 wurde ferner auf Ersuchen der Kaiserlichen Admi= ralität ein Gutachten über die Verwendbarkeit von Gefäßen aus nickelplattirtem Stahlblech erstattet.

Im August 1884 beauftragte der Herr Staatssekretär des Innern das Ge= sundheitsamt, die oben erwähnte Denkschrift so umzuarbeiten, daß sie als Motive zu einem im Reichsamt des Innern aufgestellten Gesetzentwurf mit verwendet werden könnte. Dies gab Veranlassung, noch in einigen Punkten, namentlich in Hinsicht des Verhaltens von Gebrauchsgegenständen und Spielwaaren aus zinkhaltigem Gummi gegenüber den Nahrungs= und Genußmitteln Versuche anzustellen. Die erforderte Umarbeitung unter Verwerthung des Ergebnisses der letztgenannten Ver= suche ist im Januar 1885 dem Herrn Staatssekretär des Innern vorgelegt worden.

Im Februar 1886 hatte das Gesundheitsamt sich noch speziell über blei= haltiges Brauerpech in Beziehung zu dem vorerwähnten Gesetzentwurfe zu äußern. Gegen Ende des gleichen Monats ist noch über Abänderungsvorschläge zu diesem Gesetzentwurf, insbesondere über den Zinkgehalt der Gummispielwaaren zu berichten gewesen. Der Entwurf liegt zur Zeit dem Bundesrathe vor.

Im Frühjahr 1886 sind, wie noch erwähnt werden mag, auf Ersuchen des Magistrats zu Görlitz Verschlußkapseln von Konserven=Gläsern, welche im Verdacht einer durch sie bewirkten Bleivergiftung standen, auf ihren Bleigehalt untersucht, und ist über das Ergebniß der Untersuchung ein Gutachten erstattet worden.

Farben.

Die auf Grund des § 5 des Gesetzes vom 14. Mai 1879 unter dem 1. Mai 1882 erlassene Kaiserliche Verordnung betreffend die Verwendung giftiger Farben, erfuhr im Reichstage in einzelnen Punkten Beanstandung, in deren Folge durch Kaiser= liche Verordnung vom 5. Mai 1882 (Reichs=Gesetzblatt 1882, S. 55) die §§. 2 und 3 außer Kraft gesetzt wurden. Seitdem ist wiederholt aus den betheiligten Kreisen heraus eine anderweitige einheitliche Regelung der Materie angeregt und die Frage auch während der vorletzten Session des Reichstages (Sitzung der Petitions=Kommission vom 28. Januar, des Plenums vom 5. März 1885) zur Sprache gebracht worden, nachdem von den verbündeten Regierungen bereits durch Ertheilung ihrer Zustim=

mung zu der Kaiſerlichen Verordnung vom 1. Mai 1882 das Bedürfniß einer ein=
heitlichen Regelung anerkannt war. Behufs eventueller Vorbereitung derſelben iſt
auf Anregung des Geſundheitsamtes neuerdings von dem Herrn Reichskanzler eine
aus Vertretern der Hauptzweige der bei der Herſtellung und bei der Benutzung
der Farben betheiligten Gewerbe, ſowie aus Chemikern, Aerzten und Verwaltungs=
beamten zuſammengeſetzte Kommiſſion berufen worden, welche in der Zeit vom 3. bis
einſchließlich den 8. Mai 1886 im Geſundheitsamte unter dem Vorſitze des Direktors
Köhler eingehende Berathungen gepflogen hat, deren Ergebniß zur Zeit noch weiterer
Erwägung unterliegt. Bei dieſen Berathungen war das Geſundheitsamt in der
Lage, ſeine eigenen experimentellen Erfahrungen zu verwerthen. Daſſelbe hat häufig,
beſonders eingehend während des Jahres 1880, eine größere Menge von Erdfarben,
nicht weniger aber auch Mineralfarben und organiſche Farben auf Verunreinigungen
mit Arſenik, Löslichkeit und dergleichen mehr geprüft, desgleichen auch viele für die
Reichsdienſtgebäude zu verwendende Tapeten unterſucht. Dann hat das Amt mehrere
Male Gelegenheit gehabt, an maßgebender Stelle auf Grund eigener Experimente ſeinen
techniſchen Standpunkt in Bezug auf die Erſchwerungen darzulegen, welche eine fremde
Regierung der Einfuhr von in Deutſchland hergeſtellten Erdfarben und Tapeten zu
Theil werden ließ.

Papier.

Die von dem Direktor der Königlich preußiſchen Staatsarchive gemachte
Beobachtung, daß das Papier zahlreicher und wichtiger Dokumente im Laufe der Zeit
in unwillkommener Weiſe der zunehmenden Verderbniß ausgeſetzt zu ſein ſcheine,
veranlaßte denſelben, die Angelegenheit bei dem Herrn Reichskanzler zur Sprache
zu bringen. In Folge deſſen wurden von dem Vorſtande des chemiſchen Labo=
ratoriums im Geſundheitsamte in Gemeinſchaft mit dem Mitgliede des Kaiſerlichen
Patentamtes, Civilingenieur C. Hofmann, zunächſt eine größere Zahl der in Königlich
preußiſchen Archiv vorhandenen, ſodann die bei den Königlich preußiſchen Miniſterien
und mehreren Provinzialbehörden zur Zeit im Gebrauch befindlichen Papierſorten
nach allen Richtungen hin eingehend geprüft. Die Ergebniſſe der im Laufe des
Jahres 1883 vorgenommenen Arbeiten ſind demnächſt dem Direktor der Königlich
preußiſchen Staatsarchive zugänglich gemacht und auf Anregung deſſelben im Königlich
preußiſchen Staatsminiſterium weiter verwerthet worden.

* * *

7. Waſſer und Waſſerverſorgung.

Im Jahre 1877 veranſtaltete das Kaiſerliche Geſundheitsamt im epidemiolo=
giſchen Intereſſe Erhebungen mittelſt Fragebogens über die Art der Waſſerverſorgung
und Entwäſſerung in den Städten mit 15 000 und mehr Einwohnern.

Seit Errichtung des Laboratoriums war dem Amte häufig die Aufgabe ge=

stellt, Wasser zu untersuchen und zu begutachten[1]). Anlaß hierfür gab bald die Frage der Verwendbarkeit eines Wassers für die Zwecke der Versorgung, bald die Vermuthung eines ursächlichen Zusammenhanges der Beschaffenheit des Wassers mit Erkrankungen, welche bei der damit versorgten Bevölkerung vorgekommen waren. Die Untersuchungen wurden theils im Auftrage der vorgesetzten Stelle oder auf Ansuchen von Staats= und Gemeindebehörden, theils aus eigener Veranlassung ausgeführt. Dabei ist, soweit es ohne Beeinträchtigung der dienstlichen Arbeitsaufgaben geschehen konnte, auch Verlangen nach Analysen Rechnung getragen worden, für welche ein Anspruch auf Berücksichtigung sonst nicht geltend gemacht werden konnte. Jedoch hat das Kaiserliche Gesundheitsamt in den letzten Jahren eine größere Zurückhaltung in der Annahme von Anträgen auf Prüfung und Begutachtung von Wasserproben eintreten lassen müssen, ebensowohl weil die verfügbaren Arbeitskräfte zur Bewältigung des großen Andranges nicht ausgereicht haben würden, als auch in Folge der Wahrnehmung, daß die Untersuchung von der Infektion verdächtigen Wässern gewöhnlich erst zu einer Zeit erfordert wurde, in welcher für den Nachweis von Krankheitskeimen nur eine geringe oder keine Aussicht auf Erfolg noch vorhanden war. Namentlich war aber für eine Beschränkung der Thätigkeit auf dem in Rede stehenden Gebiete die Erkenntniß der Thatsache maßgebend, daß die Wasserproben, welche aus einer größeren Entfernung von auswärts zur Untersuchung eingesandt werden, unter den zumeist ungünstigen Verhältnissen beim Transport leicht Veränderungen, besonders in ihrem Keimgehalte erleiden, die zu einer trügerischen Beurtheilung des Wassers führen können.

Um von der großen Anzahl von Untersuchungen und gutachtlichen Äußerungen einige zu nennen, seien folgende hier erwähnt: Das Kaiserliche Gesundheitsamt nahm in den Jahren 1878 und 1879 an den vom Magistrate der Stadt Berlin veranlaßten Ermittelungen über die Crenothrix=Plage Theil und unterzog das Wasser des Tegeler Werkes und vergleichsweise auch das von anderen Brunnen einer laufenden Untersuchung[2]). Im Jahre 1880 wurde einem Antrage der Bürgerschaft zu Hamburg entsprechend, das Wasser der dortigen Stadtwasserkunst untersucht und ein Gutachten über den Werth der Filteranlage abgegeben. Auf Anordnung des Herrn Reichskanzlers sind in der Zeit vom April 1883 bis Dezember 1884 einige Male die Leitungs= und Brunnenwässer der an der Wilhelmstraße und dem Wilhelmplatz zu Berlin belegenen Reichsdienstgebäude analysirt, und ist über den Befund Bericht erstattet worden[3]). Im Jahre 1883 erhielt der Vorstand des Königlichen Staatsarchivs zu Marburg eine Auskunft darüber, inwieweit eine in einen Brunnenschacht versenkte, kupferne Blitzableiter=Endplatte zu gesundheitsschädlichen Veränderungen des Trinkwassers führen könnte. Auf Wunsch des

---

[1]) Zusammenstellung der Resultate der im Laboratorium des Kaiserl. Gesundheitsamtes vorgenommenen Untersuchungen des Tegeler Wassers. Berlin 1879, gedruckt bei Julius Sittenfeld.

[2]) Berichte des Bürgerschafts=Ausschusses, März 1881, Nr. 11, Anlage III.

[3]) Arbeiten aus dem Kaiserl. Gesundheitsamte, Berlin 1886, Band I, S. 562.

Magiſtrats der Stadt Berlin übernahm das Kaiſerliche Geſundheitsamt eine fort=
laufende, von acht zu acht Tagen wiederkehrende Kontrole der Beſchaffenheit des
hieſigen Leitungswaſſers und führte dieſelbe während der Zeit vom Juli 1884 bis
Juni 1885[1]. Im Sommer 1885 wurde in Folge eines Antrages des Fürſtlich
ſchwarzburgiſchen Miniſteriums zu Rudolſtadt über das Waſſerverſorgungs=Projekt
der Stadt Rudolſtadt auf Grund von Ermittelungen, die durch einen Hülfsarbeiter
des Geſundheitsamtes zum Theil am Orte ſelbſt ausgeführt worden ſind, ein Ober=
gutachten abgegeben[2].

Neben den gutachtlichen Aufgaben ſind im Geſundheitsamte auch eine Reihe
von Arbeiten aus wiſſenſchaftlichem Intereſſe ausgeführt worden, — ſei es um die
Verfahren der Waſſerunterſuchung zu verbeſſern oder um Anhaltspunkte für die
Beurtheilung des Waſſers in Hinſicht der Frage ſeiner Beziehungen zu Infektions=
krankheiten zu gewinnen. In erſter Reihe iſt hier zu nennen die Ausbildung der
heutigen bakteriologiſchen Unterſuchungstechnik durch den Geheimen Regierungsrath
Dr. Koch und insbeſondere für die Waſſeranalyſe die Gelatinekultur auf Glas=
platten und Zählung der entwickelten Kolonien[3]. Die Verfahren der chemiſchen
Analyſe hat Regierungsrath Dr. Sell einer Prüfung und Sichtung unterzogen
und dabei maßgebende Aufſchlüſſe über die Bedeutung einzelner Bedingungen
der Beobachtung (z. B. der Trockentemperatur bei der Rückſtandsbeſtimmung) er=
bracht[4]. Über das biologiſche Verhalten der Mikroorganismen im Waſſer haben
Regierungsrath Dr. Wolffhügel und Aſſiſtenzarzt I. Kl. Dr. Riedel gearbeitet und
gezeigt, inwieweit pathogene Bakterien, die in Brunnen oder andere Bezugs=
ſtellen der Waſſerverſorgung gelangen, im Waſſer die Bedingungen zu ihrer Ver=
mehrung finden könnten, und inwieweit die in Waſſerproben nach der Entnahme
eintretende Vermehrung der Keime bei der Unterſuchung zur Fehlerquelle wird[5].
Zur Gewinnung von Anhaltspunkten für die Beurtheilung des bakteriologiſchen Be=
fundes der Waſſeranalyſe hat Regierungsrath Dr. Wolffhügel ſich mit einigen
Berufsgenoſſen, namentlich Herren, welche an den im Kaiſerlichen Geſundheitsamte
abgehaltenen Cholerakurſen Theil genommen hatten, in Verbindung geſetzt, um unter

---

[1] Arbeiten aus dem Kaiſerl. Geſundheitsamte, Berlin 1886, Band I, S. 1 und 563.

[2] Arbeiten aus dem Kaiſerl. Geſundheitsamte, Berlin 1886, Band I, S. 566.

[3] R. Koch, Zur Unterſuchung von pathogenen Organismen. Mittheilungen aus dem Kaiſerl.
Geſundheitsamte, Berlin 1881, Band I, S. 36 und Vortrag über die neuen Unterſuchungsmethoden
zum Nachweis der Mikroorganismen in Boden, Luft und Waſſer, Verhandlungen des XI. deutſchen
Ärztetages, Berlin 1883, Offizielles Protokoll S. 20 (Aerztliches Vereinsblatt, 1883, Nr. 137, S. 244
bezw. 248).

[4] Eugen Sell, Ueber Waſſeranalyſe unter beſonderer Berückſichtigung der im Kaiſerl. Ge·
ſundheitsamte üblichen Methoden. Mittheilungen aus dem Kaiſerl. Geſundheitsamte, Berlin 1881,
Band I, S. 360.

[5] G. Wolffhügel und O. Riedel, Die Vermehrung der Bakterien im Waſſer. Arbeiten
aus dem Kaiſerl. Geſundheitsamte, Berlin 1886, Band I, S. 455.

deren Mitwirkung die an verschiedenen Orten gemachten Beobachtungen zu sammeln und mit den Erfahrungen des Gesundheitsamtes in Vergleich zu stellen[1]).

Die im Auftrage des Berliner Magistrats über die Beschaffenheit des Leitungswassers geführte Kontrole hat Gelegenheit zu eingehenden Ermittelungen über die Leistungsfähigkeit der Sandfiltration dargeboten. Im Anschluß an diese Beobachtungen sind Versuche an Hausfiltern neuerer Konstruktion angestellt worden, deren Ergebniß demnächst veröffentlicht werden soll[2]).

---

8. Bauwesen.

An das Kaiserliche Gesundheitsamt sind theils aus Unkenntniß über die Grenzen der Zuständigkeit, theils aus Nichtachtung des Instanzenzuges von Anfang an bis in die letzte Zeit vielfach Klagen und Beschwerden über bauhygienische Mißstände der verschiedensten Art gerichtet worden. Bald waren es feuchte Wohnungen, bald zu enge Schlafstellen, bald Mängel in der Beseitigung der Auswurfstoffe und Abwässer u. dgl. mehr, für welche die Gesundheitsbehörde des Reiches Abhülfe schaffen sollte. Dazu kommen Gesuche um Prüfung und Begutachtung von Erfindungen und Fabrikaten, Bitten um Schutz gegenüber den Forderungen der Sanitätspolizei, z. B. dem Verbote der Rauchrohrklappen. Diese Eingänge sind zum Theil an die Gesuchsteller unter Hinweis auf den vorschriftsmäßigen Weg zurückgesandt, zum Theil dem Herrn Staatssekretär des Innern mit dem Anheimgeben der Ueberweisung an die zuständigen Landesbehörden vorgelegt worden.

Zu einer bemerkenswerthen gutachtlichen Thätigkeit auf dem Gebiete der Wohnungshygiene gelangte das Kaiserliche Gesundheitsamt zuerst im Februar 1883, indem ihm der Auftrag zu Theil geworden war, das Dienstgebäude des Reichsschatzamtes und insbesondere dessen Dienstwohnungen, in welchen wiederholt Erkrankungen vorgekommen waren, auf sanitäre Mißstände zu untersuchen und Vorschläge zur Abhülfe zu machen. Im März und Mai 1885 wurde dieses Gebäude zum zweiten und dritten Male Gegenstand der Begutachtung. Ein anderer Auftrag dieser Art ist dem Amte im Januar 1884 ertheilt worden, indem ein Bericht über die sanitären Verhältnisse im Dienstgebäude des Reichsamtes des Innern erfordert wurde. Diese Untersuchungen sind in der eingehendsten Weise ausgeführt worden, sie erstreckten

---

[1]) Arbeiten aus dem Kaiserl. Gesundheitsamte, Berlin 1886, Band I, S. 546.

[2]) Erwähnung mag hier noch finden, daß Regierungsrath Dr. Wolffhügel, allerdings in außeramtlicher Thätigkeit, für das von Professor Dr. von Pettenkofer herausgegebene Handbuch der Hygiene und der Gewerbekrankheiten (II. Theil, I. Abtheilung, 2. Hälfte) den Abschnitt „Wasserversorgung“ geschrieben (Leipzig 1882 bei F. C. W. Vogel), sowie bei der zehnten Jahresversammlung des deutschen Vereins für öffentliche Gesundheitspflege, Berlin 1883, ein Referat über die hygienische Beurtheilung des Trink- und Nutzwassers erstattet hat (Deutsche Vierteljahrsschrift f. öffentl. Gesundheitspfl. 1883, XV, 552).

sich auf Luft, Wasser, Boden, Zwischendecken-Füllungen, ferner auf die Tapeten, auf die Anlagen für Wasserversorgung und Entwässerung und namentlich auf die Einrichtungen zur Heizung und Lüftung.

Die Thätigkeit des Kaiserlichen Gesundheitsamtes ist aber nicht bloß dafür in Anspruch genommen worden, in bestehenden Gebäuden Mängel an den gesundheitstechnischen Einrichtungen aufzudecken und Vorschläge zu deren Beseitigung zu machen. Vielmehr hat dasselbe auch Aufträge zur Begutachtung von Entwürfen für Neuanlagen erhalten. Im Frühjahr 1882 gab das Amt an den Präsidenten des Reichstages eine gutachtliche Aeußerung ab über die in einer Denkschrift dargelegten Vorschläge eines Ingenieurs und Architekten, betreffend die Ventilation des Reichstags-Gebäudes. Sodann ist das Gesundheitsamt mittelst Erlasses des Herrn Staatssekretärs des Innern im November 1883 beauftragt worden, bei Aufstellung der Pläne für die Heiz- und Ventilations-Einrichtungen im künftigen Reichstags-Gebäude mitzuwirken. Der zu diesen Berathungen abgeordnete Kommissar des Kaiserlichen Gesundheitsamtes, Regierungsrath Dr. Wolffhügel unternahm, um Erfahrungen im Interesse des Reichstagsbaues zu sammeln, gemeinsam mit Professor H. Rietschel im Winter 1883/84 eine Untersuchung der Ventilationsanlagen hiesiger Parlamentsgebäude und gehörte auch dem Preisgerichte für die Konkurrenz zur Gewinnung von Vorschlägen zur Heizung und Lüftung des neuen. Reichstagsgebäudes als Mitglied an.

Schon im ersten Monate seines Bestehens war das Kaiserliche Gesundheitsamt veranlaßt worden, sich mit einer Frage aus dem Gebiete des Heizungs- und Lüftungswesens zu befassen, indem der medizinisch-pädagogische Verein zu Berlin verlangt hatte, daß die Luftheizungen so lange beseitigt werden, bis bessere Garantien für ihre Unschädlichkeit gewonnen sind. Einer derartigen Forderung konnte nicht Folge gegeben werden. Die durch Vermittelung des Präsidenten des Reichskanzleramtes von den Bundesregierungen eingeholte Auskunft über die dortseits in den mit Luftheizung versehenen Schulen gemachten Erfahrungen hatten zu der Ueberzeugung geführt, daß eine prinzipielle Verurtheilung der in Rede stehenden Beheizungsart sich nicht rechtfertigen lasse, und daß deren Erörterung zumal insolange nicht an der Zeit sei, als vorerst die Frage des Einflusses der Luftheizung auf die Gesundheit einer ungestörten Fortsetzung der in der Praxis aufgenommenen Beobachtungen noch weiterhin bedürfe.

Auf Wunsch des Magistrats der Stadt Berlin untersuchte Regierungsrath Dr. Wolffhügel im Frühjahre 1884 mit Genehmigung des Herrn Staatssekretärs des Innern die Luftheizanlagen im Leibniz-Gymnasium und gab auf Grund des Befundes ein Gutachten ab[1]).

Die Untersuchung und Begutachtung von Erdproben aus dem Unter-

---

[1]) Für H. Eulenbergs Handbuch des öffentlichen Gesundheitswesens (Berlin 1882, II) schrieb Regierungsrath Dr. Wolffhügel außeramtlich im Sommer 1881 den Abschnitt „Heizung".

grund von Wohngebäuden war wiederholt erfordert worden. In einem Falle hatte man im Boden die Ursache eines die Hausbewohner belästigenden Modergeruchs vermuthet, mehrmals sollten im Boden ursächliche Beziehungen zu aufgetretenen Fällen von Abbominaltyphus gesucht werden. Auch die Frage nach gesundheitsschädlichen Verunreinigungen der Zwischendecken=Füllungen wurde bei mehreren Gelegenheiten einer experimentellen Prüfung unterzogen. So hatte im April 1884 die Militär=Medizinalabtheilung des Königlich preußischen Kriegsministeriums aus dem Kommandantur=Gebäude zu Stralsund, und im September 1884 die Militär=Medizinalabtheilung des Königlich württembergischen Kriegsministeriums aus einer Kaserne in Stuttgart Füllmaterial von Zwischendecken und Ablagerungen von Dielenfugen zur Untersuchung und Begutachtung eingesandt. In beiden Fällen war durch Typhuserkrankungen Anlaß zur Prüfung des Zustandes der Zwischendecken gegeben, das Resultat der Analyse ist ein negatives gewesen.

Aus freien Stücken sind mancherlei Versuche zur Ausbildung und Verbesserung der Verfahren der Luftuntersuchung angestellt worden; dieselben erstrecken sich auf die Methoden zur Bestimmung des Gehaltes der Luft an Mikroorganismen, an Wasserdampf, Kohlensäure, der Beimengungen von Staub, Ruß, brenzlichen Produkten, Kohlenoxyd, sowie der Geschwindigkeit. Von den dabei gemachten Erfahrungen sind bis jetzt nur die bakteriologischen veröffentlicht worden[1]).

Mit Untersuchungen über Fragen der Beseitigung bezw. Verwerthung der Auswurfstoffe befaßte das Kaiserliche Gesundheitsamt sich vorübergehend schon im Winter 1876/77, indem es die zur Geruchlosmachung und zur Verhinderung der Fäulniß empfohlenen Chemikalien, sowie einige Verfahren der Reinigung der Abwässer auf ihren Wirkungswerth prüfen ließ. Im Jahre 1883 war dem Amte vom Herrn Reichskanzler die Aufgabe gestellt, sich über das Liernur'sche System zur Beseitigung von Abfallstoffen und Unrath im Vergleich zur Kanalisation mit Berieselung in zwei Gutachten zu äußern. Letzteren konnte ein reiches Erfahrungsmaterial aus Mittheilungen zu Grunde gelegt werden, zu welchen der Reichskanzler die Bundesregierungen in Folge eines am 6. April 1882 vom Deutschen Landwirthschaftsrathe gestellten Antrages auf generelles Verbot der Einleitung der Fäkalien in öffentliche Flußläufe veranlaßt hatte.

Zufolge einer Verfügung des Königlich preußischen Herrn Ministers des Innern wird der Direktor des Gesundheitsamtes regelmäßig zur Theilnahme an den Reisen und Berathungen der Ministerial=Kommission zur Führung der staatlichen Aufsicht über die Berieselungsanlagen der Stadt Berlin eingeladen. Im Frühjahre

---

[1]) R. Koch, Zur Untersuchung von pathogenen Organismen. Mittheilungen aus dem Kaiserl. Gesundheitsamte, Berlin 1881, Band I, S. 32; und Vortrag über die neuen Untersuchungsmethoden zum Nachweis der Mikroorganismen in Boden, Luft und Wasser. Verhandlungen des XI. deutschen Aerztetages, Berlin 1883, Offizielles Protokoll S. 18, (Aerztliches Vereinsblatt 1883, Nr. 137 S. 244 bezw. 247).

W. Hesse, Ueber quantitative Bestimmung der in der Luft enthaltenen Mikroorganismen. Mittheilungen aus dem Kaiserl. Gesundheitsamte, Berlin 1884, Band II, S. 182.

1883 wurden auf Wunſch der genannten Kommiſſion im Laboratorium des Kaiſer=
lichen Geſundheitsamtes Unterſuchungen über die Beſchaffenheit des von den Rieſel=
feldern abfließenden Waſſers (Marzahngraben, Wuhle und Spree) ausgeführt, und
iſt darüber in einem Gutachten eingehend berichtet worden[1]). Aehnliche Ermittelun=
gen hat das Amt auf Antrag der genannten Miniſterial=Kommiſſion im Dezember
1885 über den Zuſtand des Waſſers im Wieſengraben bei Rixdorf vor und nach
der Einmündung der Rixdorfer Abwäſſer angeſtellt.

---

9. Gewerbe und Induſtrie.

Auf dem Gebiete der Gewerbehygiene hat zwar das Kaiſerliche Geſundheits=
amt zahlreiche Eingänge von Beſchwerden über Nachtheile und Beläſtigungen ſeitens
benachbarter Fabrikbetriebe durch Rauch, übeln Geruch oder Abwäſſer zu verzeichnen,
dieſelben jedoch in der Mehrzahl dahin zu erwidern gehabt, daß es den Geſuch=
ſtellern anheimgegeben werden müſſe, ihre Angelegenheit bei der zuſtändigen Landes=
behörde zur Sprache zu bringen. Von größeren Arbeiten wären zu nennen: Ein
Bericht an das Reichskanzleramt über die Geſundheitsgefährlichkeit der Verwendung
des weißen Phosphors bei der Zündholzfabrikation (1879) und aus dem gleichen
Jahre ein Gutachten für den Magiſtrat zu Danzig über die Bedingungen zur An=
lage einer Albuminfabrik.

Das Kaiſerliche Geſundheitsamt hat ferner im Jahre 1881 den Inhabern
einer Roßhaarſpinnerei in Schleſien auf deren Anſuchen Rathſchläge über die Des=
infektion der Roßhaare zum Schutze der Arbeiter gegen Milzbrand ertheilt. Im
Jahre 1882 iſt auf Grund von Ermittelungen im Königreiche Preußen, welche der
Herr Staatsſekretär des Innern in Folge Erſuchens des Kaiſerlichen Geſundheits=
amtes veranlaßt hatte, ein Bericht über die Verwendung und Umarbeitung alter,
gebrauchter Wolle zu Bekleidungsſtoffen erſtattet worden. Auch wurde das Ge=
ſundheitsamt im Jahre 1883 vom Herrn Staatsſekretär des Innern zu einer gut=
achtlichen Äußerung darüber aufgefordert, ob das zur Desinfektion der Roßhaare
zum Schutze der Arbeiter empfohlene Verfahren mittelſt heißen Waſſerdampfes auch
bei Lumpen, Federn u. ſ. w. ohne Verminderung der Menge oder Verſchlechte=
rung der Qualität, ſowie ohne erheblichen Koſtenaufwand durchgeführt werden könne.
Aus Anlaß einer Anfrage ſeitens der britiſchen Regierung erſuchte der Reichs=
kanzler die Bundesregierungen um Mittheilungen über ihre Vorſchriften zum Schutze
der in Papierfabriken beſchäftigten Perſonen gegen die Pocken (1885). In gleicher
Weiſe hatte im Jahre 1885 eine Bitte des franzöſiſchen Botſchafters um Auskunft zu
Erhebungen geführt über den Umfang und die Art des Lumpenhandels in den großen

---

[1]) Bericht der Deputation für die Verwaltung der Kanaliſationswerke, Berlin 1883, S. 75.

Städten Deutschlands, über die auf denselben bezüglichen gesundheitspolizeilichen Verordnungen und über den Einfluß dieses Handels auf die Verbreitung ansteckender Krankheiten. Das in Folge dieser Umfragen eingegangene Material ist im Kaiserlichen Gesundheitsamte verarbeitet worden.

10. Verkehr.

In Fragen des Verkehrswesens hatte das Kaiserliche Gesundheitsamt des Öfteren sich gutachtlich zu äußern. Die Anregung hierzu war in der Mehrzahl der Fälle von Seiten des Reichs=Eisenbahn=Amtes ausgegangen. Das erste Gutachten dieser Art wurde im Oktober 1877 erstattet, es galt der Heizung der dem Personenverkehr dienenden Eisenbahnwagen. Im September 1879 erfolgte eine gutachtliche Äußerung über die Art der Verpackung der Arsenikalien bei Beförderung auf Eisenbahnen und Schiffen, im Oktober des gleichen Jahres waren Abänderungsvorschläge in Bezug auf die Vorschriften über die Beförderung übelriechender und ekelerregender thierischer Rohprodukte und Abfälle (frische Häute, Felle, Flechsen, Knochen, Dünger, Fäkalien u. dgl.) zu begutachten. Später gelangten Fragen über die Behandlung derartiger Gegenstände im Verkehre auf Eisenbahnen wiederholt noch zur Begutachtung, so in den Jahren 1880, 1884 und 1885. Zur Zeit der Gefahr einer Einschleppung der Pest aus Rußland (1879) war es nothwendig geworden, die Einfuhr mancher Gegenstände — gebrauchte Leib= und Bettwäsche, gebrauchte Kleider, Federn und Lumpen aller Art, Papierabfälle, Pelzwerk, Kürschnerwaaren, Felle, Häute, halbgares sowie sämisch zugerichtetes Ziegenleder und Schafleder, Blasen, Därme in frischem und in getrocknetem Zustande, gesalzene Därme (Saitlinge), Filz, Haare (einschließlich der sogenannten Zackelwolle), Borsten, Kaviar, Fische und Sareptabalsam — bis auf weiteres durch Kaiserliche Verordnung vom 29. Januar 1879 zu verbieten. In der Folge liefen von Seiten der Gewerbe= und Handeltreibenden zahlreiche Gesuche um eine theilweise Aufhebung der Verkehrsbeschränkung oder um Ausnahmebestimmungen für einen oder den anderen Handelsartikel ein, und war es Aufgabe des Kaiserlichen Gesundheitsamtes, diese Ansprüche zu prüfen und zu begutachten.

An der Ausbildung der Gesundheitspflege auf Schiffen thatkräftig mitzuwirken, war bisher wiederholt Gelegenheit geboten. In den Jahren 1879 bis 1882 nahm das Kaiserliche Gesundheitsamt an kommissarischen Berathungen behufs Ausarbeitung von Vorschriften zur Verhütung des Gelbfiebers auf Kauffahrteischiffen Theil und hatte im Jahre 1884 theils in Kommissionsberathungen, theils durch Gutachten, bei der Revision der zur Zeit gültigen Verordnungen über die Ausrüstung der Seeschiffe mit Nahrungs= und Genußmitteln mitzuarbeiten. Auch gab das Amt im Jahre 1886 eine gutachtliche Äußerung über die Frage der Verproviantirung der Schiffe mit Citronensaft als Mittel gegen Skorbut ab. Ferner ist in den Jahren 1885 und 1886 der Entwurf einer Anleitung zur Abwehr und Bekämpfung von Krankheiten auf Kauffahrteischiffen ausgearbeitet worden.

---

11. Leichenwesen.

Die Erkenntniß des dringenden Bedürfnisses einer einheitlichen Regelung der Bestimmungen über die Beförderung von Leichen hatte schon im Jahre 1879 das Reichs-Eisenbahn-Amt veranlaßt, über diesen Gegenstand ein Gutachten des Kaiserlichen Gesundheitsamtes einzuholen. Diese Aufforderung hat unter Anderem zu experimentellen Ermittelungen geführt, und sind namentlich einige Versuche behufs Auffindung eines geeigneten Verfahrens zur Konservirung der Leichen angestellt worden. Das den Gegenstand sehr eingehend behandelnde Gutachten ist unterm 20. Mai 1880 erstattet worden. In den Jahren 1884 und 1886 kam die Frage des Leichentransportes und zum Theil auch des Leichenpaßwesens neuerdings zur Bearbeitung; dieselbe war zuletzt einer gemeinsamen Berathung mit einigen außerordentlichen Mitgliedern des Kaiserlichen Gesundheitsamtes unterstellt worden.

Um sein Interesse an der Frage, inwieweit die Beerdigung der Leichen von ansteckenden Krankheiten zu einer Infektion von Boden, Wasser und Luft führen könnte, in gebührender Weise zu bethätigen, hat das Kaiserliche Gesundheitsamt im Jahre 1884 experimentelle Ermittelungen aufgenommen, die noch im Gange sind.

---

12. Veterinärwesen.

Viehseuchen-Gesetzgebung.

An dem Zustandekommen eines Gesetzes, betreffend die Abwehr und Unterdrückung der Viehseuchen im Deutschen Reiche, ist das Kaiserliche Gesundheitsamt in hervorragendem Maße betheiligt gewesen. Im Jahre 1878 wurde eine Denkschrift ausgearbeitet, welche die Bedürfnißfrage erörterte und die Hauptgrundsätze für die reichsgesetzliche Regelung des Viehseuchenwesens entwickelte und begründete; gleichzeitig wurden die in den einzelnen deutschen Bundesstaaten damals bestehenden, veterinärpolizeilichen Verordnungen in einem Berichte an die vorgesetzte Behörde zusammengestellt und besprochen. Im weiteren Verlaufe der gesetzgeberischen Vorarbeiten hatte das Gesundheitsamt einen im Anschlusse an das preußische Gesetz vom 25. Juni 1875 aufgestellten Entwurf eines Reichs-Viehseuchengesetzes zu begutachten und zu bearbeiten. Als dann im März 1879 seitens der Reichsregierung eine Kommission zur endgültigen Berathung der dem Bundesrathe zu machenden Vorlage einberufen war, nahm das Gesundheitsamt an den Verhandlungen Theil und vertrat späterhin auch in den Ausschußsitzungen des Bundesraths den Entwurf, welcher nach erfolgter Zustimmung des Reichstags am 23. Juni 1880 als Gesetz publizirt worden ist (Reichsgesetzblatt Nr. 16, S. 153).

Inzwischen hatte sich das Bedürfniß geltend gemacht, einige nähere Anweisungen zu dem Gesetze, namentlich in Betreff des Desinfektionsverfahrens, zu erlassen. Ein ausführliches, im Januar 1880 erstattetes Gutachten des Gesundheitsamtes über die Desinfektionsvorschriften bei ansteckenden Krankheiten der Hausthiere und das Obbuktionsverfahren bei denselben, bereitete in allen Einzelheiten den Inhalt der bezüglichen Vorlage an den Bundesrath vor.

Nach Erlaß des Viehseuchengesetzes kam ferner der Entwurf einer Instruktion zur Ausführung der §§. 19—29 dieses Gesetzes zur Begutachtung, welcher in 132 Paragraphen die Schutzmaßregeln gegen die einzelnen Viehseuchen näher festsetzte.

Diese Ausführungs-Instruktion ist unter dem 24. Februar 1881 nebst den Desinfektions- und Obbuktionsvorschriften veröffentlicht (Centralblatt für das Deutsche Reich Nr. 8 S. 37), und damit die reichsgesetzliche Regelung einer Abwehr und Unterdrückung der Viehseuchen zu einem vorläufigen Abschlusse gelangt.

Viehseuchen-Statistik für Deutschland.

Im Zusammenhange mit den erwähnten Gesetzgebungsarbeiten hatte der Bundesrath in Uebereinstimmung mit dem Reichstage im Jahre 1877 auf regelmäßige, statistische Erhebungen über die Verbreitung der Viehseuchen im Deutschen Reiche Bedacht genommen. Vorberathungen des Kaiserlichen Gesundheitsamtes mit dem Kaiserlichen statistischen Amte führten jedoch zu dem Ergebnisse, daß es zweckmäßiger sei, erst nach Erlaß des Viehseuchengesetzes diese Statistik einheitlich zu regeln.

Dementsprechend wurden die spezielleren Vorarbeiten dazu in Gemeinschaft mit dem Kaiserlichen statistischen Amte Ende d. J. 1880 begonnen, und zunächst Erhebungen bei den einzelnen Bundesregierungen veranlaßt, 1. über die Verhältnisse und die Anzahl der in den Bundesstaaten vorhandenen Veterinärbeamten, welche zu den statistischen Erhebungen herangezogen werden sollten, 2. über diejenigen Verordnungen, welche bis dahin in Betreff der Viehseuchen-Statistik in den einzelnen deutschen Landesgebieten gültig waren. Der hierauf unter Mitwirkung der Königlich preußischen Technischen Deputation für das Veterinärwesen aufgestellte Entwurf von Bestimmungen über die Viehseuchen-Statistik ging Ende des Jahres 1884 gleichzeitig mit einer im Kaiserlichen Gesundheitsamte ausgearbeiteten Denkschrift dem Bundesrathe zu.

Diese Bestimmungen sind zufolge Beschlusses des Bundesraths vom 29. Oktober 1885 (vgl. Veröffentlichungen des Kaiserlichen Gesundheitsamtes 1885 II S. 231) am 1. Januar 1886 in Kraft getreten, so daß nunmehr aus dem gesammten Reichsgebiete regelmäßige Vierteljahrsübersichten über die Wirksamkeit der auf den Reichsgesetzen vom 7. April 1869 und 23. Juni 1880 begründeten Maßregeln eingehen.

Die bei der statistischen Verwerthung dieses umfangreichen Materials, dessen Bearbeitung und Veröffentlichung dem Gesundheitsamte fortan obliegt, in Betracht kommenden Gesichtspunkte sind im Januar 1886 einer Besprechung mit außerordentlichen Mitgliedern des Gesundheitsamtes unterzogen.

Während so in Betreff der Viehseuchen im Allgemeinen Gesetzesvorschriften vorbereitet sind, und deren Ausführung geregelt ist, hat jede einzelne ansteckende Thierkrankheit noch besondere Arbeiten in mehrfacher Hinsicht erfordert.

Die einzelnen Viehseuchen.

Das Auftreten der Rinderpest im Deutschen Reiche hat das Kaiserliche Gesundheitsamt seit dem Jahre 1877 zu wiederholten Malen beschäftigt und zu eingehenden gutachtlichen Berichten Anlaß gegeben.

Die erste Invasion der Seuche im Januar 1877 betraf die preußischen Provinzen Schlesien, Brandenburg, Westfalen, Hannover, Schleswig-Holstein, Sachsen und die Rheinprovinz, ferner das Königreich Sachsen und das Gebiet der freien Stadt Hamburg. Das Gesundheitsamt hatte damals, nachdem ein Vertreter desselben zur Beobachtung der Seuche und Prüfung der ergriffenen Gegenmaßregeln in die infizirten Landestheile entsandt war, eine Denkschrift über die Verbreitung der Rinderpest in Deutschland und die Anwendung der Tilgungsmaßregeln auszuarbeiten. Die zweite Invasion der Seuche in demselben Jahre betraf die Kreise Beuthen und Tarnowitz im Regierungsbezirk Oppeln, die dritte die Ortschaften Geisenheim und Eibingen im Regierungsbezirk Wiesbaden; in die letztgenannten Orte wurde wiederum ein dem Gesundheitsamte angehöriger Sachverständiger entsandt.

Auch im folgenden Winter 1878/79 zeigte sich die Rinderpest in Deutschland, und wurden im Ganzen 165 Gehöfte in 57 Ortschaften der preußischen Regierungsbezirke Gumbinnen, Frankfurt a/O., Potsdam und Merseburg betroffen; im August 1879 handelte es sich nur um die Isolirung rinderpestverdächtiger Thiere in einem hessischen Städtchen, worüber das Gesundheitsamt sich gutachtlich zu äußern hatte, im Oktober 1881 ebenfalls nur um seucheverdächtige Fälle im Kreise Wittenberg der preußischen Provinz Sachsen.

Die beiden letzten, zweifelsfrei festgestellten Ausbrüche der Rinderpest, welche das Gesundheitsamt beschäftigten, betrafen im Dezember 1881 die schlesischen Kreise Waldenburg, Landshut und Bolkenhayn und im Oktober 1883 die Stadt Breslau.

Eine Revision des Reichsgesetzes vom 7. April 1869, betreffend Maßregeln gegen die Rinderpest, war im Jahre 1879 angeregt und Gegenstand kommissarischer Berathungen, ist indessen zunächst nicht weiter verfolgt worden.

Eine andere, den Rindviehbestand gefährdende Seuche, welche in einzelnen Gegenden Deutschlands andauernd verbreitet ist und daher zur Erwägung weiterer Abwehr- und Unterdrückungsmaßregeln geführt hat, ist die Lungenseuche. Im Jahre 1884 war das Kaiserliche Gesundheitsamt zu einem Gutachten über die Resultate der Impfversuche gegen die Lungenseuche aufgefordert und hatte über die Kenn-

zeichen des böhmischen Viehs, dessen Einfuhr durch Schmuggel die Seuche wieder=
holentlich in's Deutsche Reich eingeschleppt hatte, sich zu äußern. Als dann im
Jahre 1885 auf Antrag Preußens in einer Novelle zum Viehseuchengesetze Prohibitiv=
maßnahmen gegen die Lungenseuche den gesetzgebenden Körperschaften vorgeschlagen
wurden, war es Aufgabe des Kaiserlichen Gesundheitsamtes, diesen Entwurf, welcher
jedoch Gesetzeskraft nicht erlangt hat, mit zu vertreten.

Die Maul= und Klauenseuche bot nur ein Mal im Jahre 1885 Gelegen=
heit, Maßnahmen gegen deren Verbreitung in Berathung zu ziehen, als in Folge
wiederholter Verschleppung der Seuche aus dem Innern des Reiches nach deutschen
Häfen britischerseits Einfuhrbeschränkungen erlassen waren, welche die deutsche Land=
wirthschaft und den deutschen Viehhandel schädigten.

Die für nothwendig erachteten Schritte kamen in einer Kommission, welche
über die Desinfektionsvorschriften für Eisenbahnviehwagen im Mai und Juni 1885
Berathungen pflog (siehe unten), zur Sprache.

Erforschung von Krankheitsursachen.

In anderer Weise, als die bisher genannten Viehseuchen, haben einige weitere
übertragbare Krankheiten der Hausthiere wissenschaftliche Arbeiten im Gesundheitsamt
bedingt.

Seit dem Sommer 1880 wurden unter Leitung des damaligen Regierungs=
raths Dr. Koch im Laboratorium des Gesundheitsamtes umfangreiche Versuche über
die Entstehung und Verbreitungsweise des Milzbrands angestellt, welche eine Fort=
setzung früherer wissenschaftlicher Arbeiten des genannten Forschers bilden. Dieselben
brachten u. A. entscheidende Aufklärung über die Art der natürlichen Milzbrandinfek=
tion der Thiere (vgl. Mittheilungen aus dem Kaiserlichen Gesundheitsamte, Band I
S. 49).

Weitere Untersuchungen in dieser Richtung wurden, da in dem Laboratorium
des Gesundheitsamtes Versuche mit größeren Thieren nicht stattfinden konnten, in
einem für diese Zwecke erbauten Stalle auf dem Grundstücke der Berliner Abdeckerei
fortgesetzt. Daneben wurden ausgedehnte Versuche zur Nachprüfung der von fran=
zösischen Forschern gemachten Mittheilungen über Abschwächung der Milzbrandbacillen
und über künstlich erzeugte Immunität gegen Milzbrand angestellt. Die gewonnenen
Erfahrungen sind von dem Leiter der Versuche, Dr. Koch, zuerst in einer besonderen
Druckschrift kurz veröffentlicht[1]), während der ausführliche Bericht hierüber im Band II
der Mittheilungen aus dem Kaiserlichen Gesundheitsamte, (S. 147 ff.) sich findet.

Auch jetzt noch bildet die Frage der Milzbrandaetiologie fortgesetzt den Vor=
wurf für experimentelle Studien im Laboratorium des Gesundheitsamtes.

Die Tuberkulose der Hausthiere ist in ihrem Wesen und in ihren Ursachen
zusammen mit der Tuberkulose des Menschen erforscht und lange Zeit Gegenstand

---

[1]) R. Koch. Über die Milzbrandimpfung. Cassel u. Berlin 1882.

von experimentellen Untersuchungen im Gesundheitsamte gewesen. Durch die Entdeckung des Tuberkelbacillus ist der Nachweis der Identität der tuberkulösen Prozesse beim Menschen und bei den Thieren erbracht worden.

Zahlreiche Anfragen über die Genußfähigkeit des Fleisches und der Milch tuberkulöser Thiere, sowie mehrfache, der höchsten Reichsbehörde zugegangene Vorschläge, betreffend Abwehrmaßregeln gegen diese verbreitete, namentlich die Rindviehzucht schädigende Seuche, haben eingehende Berichte und Gutachten zur Folge gehabt.

Im Jahre 1882 wurden im Gesundheitsamte von dem wissenschaftlichen Hülfsarbeiter Assistenzarzt 1. Kl. Dr. Loeffler in Gemeinschaft mit Professor Dr. Schütz Untersuchungen über die Aetiologie der Rotzkrankheit angestellt. Über die erfolgreichen Resultate dieser Arbeiten, welche zur Entdeckung des Rotzbacillus führten, ist eine vorläufige Mittheilung in der Deutschen medizinischen Wochenschrift (1882 Nr. 52) gemacht, die ausführliche Darstellung der Untersuchungsmethoden und Ergebnisse findet sich im Band I der Arbeiten aus dem Kaiserlichen Gesundheitsamte (S. 141).

Die beiden letztgenannten Herren haben sich ferner mit Untersuchungen über das Wesen der Rothlaufkrankheit der Schweine beschäftigt, und führten deren experimentelle Arbeiten dazu, den Schweinerothlauf als eine durch einen bestimmten Bacillus bedingte Krankheit zu charakterisiren und ihn so von allen ähnlichen Krankheiten der Schweine zu unterscheiden. Im Zusammenhange hiermit wurde die Bedeutung der empfohlenen Impfungen gegen den Rothlauf einer Prüfung unterzogen. Im April 1885 wohnte das außerordentliche Mitglied Professor Dr. Schütz als Delegirter des Gesundheitsamtes den in Baden angestellten Schutzimpfungen der Schweine gegen Rothlauf bei, und wurden dann auch zum Zwecke weiterer Orientirung des Gesundheitsamtes in den Räumen der Berliner Thierarzneischule von Seiten des Geh. Medizinalraths Dr. Roloff gleiche Impfungen an Schweinen ausgeführt. Die Ergebnisse aller dieser Beobachtungen sind in dem I. Bande der Arbeiten aus dem Kaiserlichen Gesundheitsamte (S. 46) veröffentlicht.

Eine weitere Reihe von Untersuchungen fand über eine dem Rothlauf in mancher Hinsicht ähnliche Krankheit, die Schweineseuche statt, welche als besondere Krankheitsform durch den Nachweis eines andern bestimmten Mikroorganismus festgestellt wurde (vgl. Arbeiten aus dem Kaiserlichen Gesundheitsamte, Band I S. 376).

Von sonstigen Thierkrankheiten, welche zu experimentellen Arbeiten im Gesundheitsamte Anlaß gaben, sind die Mykosen der Luftwege unseres Hausgeflügels und der Hühnergrind zu erwähnen. Professor Dr. Schütz hat die Pilzformen, welche diese Krankheitszustände bedingen, studirt und seine Resultate in den Mittheilungen aus dem Kaiserlichen Gesundheitsamte II. Band S. 208 ff. niedergelegt.

Bakteriologische Erforschungen anderer übertragbarer Thierkrankheiten sind zu informatorischen Zwecken wiederholt in Angriff genommen, haben aber zu bemerkenswerthen neuen Ergebnissen bisher nicht geführt.

Sammlung von Nachrichten über Viehseuchen aus dem Auslande.

Ebenso wie das Auftreten der Viehseuchen im Inlande die Thätigkeit des Gesundheitsamtes in Anspruch nimmt, ist dessen Aufmerksamkeit auf die Verbreitung aller ansteckenden Thierkrankheiten im Auslande fortdauernd gerichtet.

Durch Vermittelung des Auswärtigen Amts gelangen regelmäßige, wöchentliche, bezw. halbmonatliche oder monatliche Nachrichten über die ansteckenden Thierkrankheiten aus Österreich-Ungarn, der Schweiz, Italien und Portugal hierher, daneben aus Rußland Berichte über die Verbreitung der Rinderpest und der sibirischen Pest, welche diesseits zusammengestellt und in den Veröffentlichungen des Kaiserlichen Gesundheitsamtes einem weiteren Interessentenkreise bekannt gegeben werden. Aus England sind die offiziellen Monatsberichte dem Amte zugänglich, aus anderen Ländern, wie beispielsweise den Niederlanden, Belgien, Schweden, Nordamerika, werden bemerkenswerthe Änderungen im Stande der Thierseuchen hierher mitgetheilt. Außerdem gehen regelmäßige Jahresberichte über das Veterinärwesen nicht nur aus den deutschen Staaten, sondern auch aus England, Belgien, den Niederlanden, Oesterreich-Ungarn und anderen Ländern hier ein, welche in den Veröffentlichungen des Kaiserlichen Gesundheitsamtes gewöhnlich einer kurzen Besprechung unterzogen werden.

Schutz gegen Schädigung der Gesundheit durch fremdländische Erzeugnisse.

Die Frage der Einfuhr von Schweinen und der von solchen herrührenden, zur menschlichen Nahrung bestimmten Erzeugnisse aus Amerika bildete seit dem Jahre 1879 wiederholt den Gegenstand von Berathungen und gutachtlichen Aeußerungen des Gesundheitsamtes. Die Kaiserliche Verordnung vom 25. Juni 1880 (Reichsgesetzblatt Nr. 15 S. 151) war das erste Ergebniß der diesbezüglichen Berichte, ihr folgte nach längeren Berathungen des Bundesraths, bei denen das Gesundheitsamt betheiligt war, die Kaiserliche Verordnung vom 6. März 1883 (Reichsgesetzblatt Nr. 4 S. 31), durch welche die Einfuhr des amerikanischen Schweinefleisches in jeder Form untersagt wurde.

Gleichzeitig waren im Gesundheitsamte Untersuchungen über das amerikanische Schweineschmalz angestellt worden. Auch die Beschaffenheit der konservirten Fleischwaaren, namentlich des corned beef wurde in den Jahren 1879—1881 im Gesundheitsamte geprüft. Aus Anlaß von damals bekannt gewordenen Erkrankungen nach dem Genusse von corned beef haben einerseits chemische Untersuchungen des Löthmetalls der Fleischkonserven-Büchsen auf seinen Bleigehalt, andrerseits Untersuchungen des Fleischinhalts zahlreicher Büchsen stattgefunden. Die von anderer Seite vertheidigte Behauptung, daß durch das Kochen der Konservenbüchsen alle im Fleische etwa vorhandenen, krankheitserregenden Keime zerstört seien, gab weiterhin Veranlassung zu Untersuchungen über das Eindringen der Hitze in das Fleisch beim Kochen, deren Ergebnisse in den Mittheilungen des Kaiserlichen Gesundheitsamtes Band I, S. 395 veröffentlicht sind (vgl. Abschnitt: Desinfektion).

Gesetzliche Regelung des Verkehrs mit Fleisch.

In gleicher Weise, wie die von auswärts eingeführten Fleischwaaren dem Gesundheitsamte Anlaß zu Vorschlägen im Interesse der öffentlichen Gesundheitspflege boten, ist auch die Regelung des Verkehrs mit Fleisch innerhalb des Deutschen Reiches in den Kreis der diesseitigen Erwägungen gezogen.

Ein im Januar 1874 ergangenes Erkenntniß des höchsten Gerichtshofes Preußens, nach welchem ein Verkäufer trichinenhaltigen Fleisches die Strafe des §. 367, Nr. 7 des Strafgesetzbuches nur dann verwirkt hat, wenn er wußte, daß das Fleisch trichinenhaltig sei, oder wenn seine Unkenntniß auf Fahrlässigkeit beruhte, hatte Anlaß gegeben, die Einführung der obligatorischen Fleischschau, im Besonderen der mikroskopischen Untersuchung des Schweinefleisches, in Anregung zu bringen. Zufolge Auftrags hat das Kaiserliche Gesundheitsamt im Januar 1877 eine gutachtliche Aeußerung in der beregten Frage abgegeben.

Nach Inkrafttreten des Gesetzes betreffend den Verkehr mit Nahrungsmitteln vom 14. Mai 1879 ist noch eine besondere Regelung des Verkaufs von Fleisch kranker Thiere in Aussicht genommen worden. Die Verhandlungen, welche unter Betheiligung von Fachkollegien einzelner Bundesstaaten und hervorragender, deutscher Thierärzte stattfanden, haben zur vorläufigen, informatorischen Aufstellung eines Gesetzentwurfes geführt.

Zahlreiche Zuschriften aus allen Theilen des Reichs, welche die Frage der Genußfähigkeit des Fleisches erkrankter Thiere betrafen, sind im Laufe der Jahre zu beantworten gewesen. Einige Massenerkrankungen in Folge derartigen Fleischgenusses haben dem Gesundheitsamte Anlaß geboten, mittelst eigener Untersuchungen den Erkrankungsursachen näher zu treten. Einmal fanden in solchem Falle Erhebungen am Orte der Erkrankung statt, ein anderes Mal wurden eingeschickte Fleischproben auf alkaloidartige, chemisch wirkende Substanzen untersucht, ohne daß ein positiver Erfolg sich erreichen ließ, in einem dritten, erst neuerdings zur öffentlichen Kenntniß gelangten Falle von solcher Fleischvergiftung wurden eingehende Versuche über den Krankheitserreger im bakteriologischen Laboratorium des Gesundheitsamtes angestellt, deren Veröffentlichung bevorsteht.

Desinfektion der Viehtransportwagen auf Eisenbahnen.

In dem Gesetze vom 25. Februar 1876, betreffend die Beseitigung von Ansteckungsstoffen bei Viehbeförderung auf Eisenbahnen, ist dem Bundesrathe die Ermächtigung ertheilt worden, für den Verkehr mit dem Auslande Ausnahmen von der Verpflichtung zur Desinfektion der Eisenbahnwagen insoweit zuzulassen, als die ordnungsmäßige Desinfektion der zur Viehbeförderung benutzten, im Auslande entladenen Wagen vor deren Eingang genügend sichergestellt sei. Auf Grund dieser im §. 3 Abs. 1 des Gesetzes enthaltenen Bestimmung wurde das Gesundheitsamt wiederholt in konkreten Fällen zu Gutachten darüber aufgefordert, ob die in Nachbarstaaten erlassenen Desinfektionsvorschriften ausreichend und als den diesseitigen Anordnungen entsprechend anzusehen seien.

Mehrfach sind ferner Desinfektionspulver, welche von der Industrie in den Verkehr gebracht waren (Treitel'sches, Engel'sches Pulver ꝛc.), sowie die von einzelnen inländischen Eisenbahnverwaltungen geübten Desinfektionsverfahren Gegenstand der Beurtheilung gewesen.

Daneben war eine Änderung der noch vor Begründung des Gesundheitsamtes ausgearbeiteten Ausführungsbestimmungen vom 6. Mai 1876 zu obengenanntem Reichsgesetze angeregt worden; auch hatte das Gesundheitsamt mehrere Gutachten über die Verwendbarkeit der schwefligen Säure zur Desinfektion der Eisenbahnwagen, sowie über einen eventuellen Nachlaß an den gesetzlichen Anforderungen beim Gebrauch von Kisten oder Käfigen für den Viehtransport zu erstatten. Diese Fragen kamen jedoch zunächst zu keinem Abschlusse, da das Gesundheitsamt noch praktische Des= infektionsversuche an Eisenbahnwagen für nothwendig erachtete, namentlich im Hin= blick auf die Ergebnisse der im diesseitigen Laboratorium angestellten, umfassenden Versuche mit Desinfektionsmitteln, über welche im Februar 1882 dem Reichsamte des Innern ausführlich berichtet worden ist (vgl. Mittheilungen aus dem Kaiserlichen Gesundheitsamte I, S. 234).

Nach Vorberathungen im Reichs=Eisenbahn=Amte begannen im Juli 1882 praktische Versuche mit Desinfektion von Viehtransportwagen auf dem Terrain des Lehrter Bahnhofes zu Berlin. Der Bericht über die Ergebnisse dieser Versuche bil= dete die Grundlage der neuen Bestimmungen, welche durch die auf Bundesraths= beschluß beruhende Bekanntmachung des Reichskanzlers vom 20. Juni 1886 (Central= blatt für das Deutsche Reich 1886 Nr. 26) nunmehr endgültig festgesetzt sind (vgl. Abschnitt: Desinfektion).

Bestimmungen über die Verladung und Beförderung lebender Thiere auf Eisenbahnen.

Unabhängig von den auf den Viehtransport bezüglichen Desinfektionsfragen hatte das Gesundheitsamt auch zu einem unter seiner Betheiligung im Reichs=Eisen= bahn=Amte aufgestellten Entwurfe von Bestimmungen über die Verladung und Beför= derung lebender Thiere auf Eisenbahnen sich zu äußern. Die betreffenden Bestim= mungen des Bundesraths sind am 13. Juli 1879 im Centralblatte für das Deutsche Reich Nr. 29 S. 479 erlassen.

Vieheinfuhr.

Als im Jahre 1878 aus Anlaß der beabsichtigten Erneuerung des Handels= vertrags zwischen Deutschland und Österreich=Ungarn die Frage angeregt war, ob und inwieweit etwa eine Beschränkung der Vieheinfuhr aus Österreich=Ungarn ge= boten, und welche Erleichterung im lokalen Grenzverkehre mit Vieh zulässig sei, wurde zur Vertretung der veterinärpolizeilichen Interessen ein Delegirter des Kaiserlichen Gesundheitsamtes zu den Verhandlungen zugezogen.

Schlachthauszwang und Abdeckereiwesen.

Weitere veterinärpolizeiliche Angelegenheiten, welche dem Gesundheitsamte zur Begutachtung vorgelegen haben, waren im Jahre 1877 die eventuelle Einführung des Schlachthauszwangs in Städen von über 10,000 Einwohnern, im Jahre 1878 die Frage der Errichtung von Schlachthäusern an der Grenze gegen Rußland, und im Jahre 1881 die Regelung des Abdeckereiwesens im Deutschen Reiche; die letztere Angelegenheit war zufolge eines Antrags des Deutschen Landwirthschaftsraths an die Reichsregierung hier zur Erörterung gekommen.

Ausbildung und Prüfung der Thierärzte.

Endlich hat das Gesundheitsamt im Jahre 1878 bei der Ausarbeitung eines Normallehrplans für die thierärztlichen Lehranstalten mitgewirkt und an den Vorarbeiten zur Prüfungsordnung für Thierärzte vom 27. März 1878 Antheil genommen.

Eine seitens des Kaiserlichen Gesundheitsamtes zur letzterwähnten Prüfungsordnung vorgeschlagene Abänderung ist in einer dem Bundesrathe Ende vorigen Jahres von Seiten des Reichskanzlers zugegangenen Vorlage (vgl. Veröffentlichungen des Kaiserlichen Gesundheitsamtes 1886 S. 37), berücksichtigt, die auch weiterhin zu gutachtlicher Thätigkeit Anlaß gegeben hat.

---

13. Bibliothek.

Da das Kaiserliche Gesundheitsamt nicht durch Umgestaltung einer schon bestehenden Behörde, sondern von Grund aus neu geschaffen wurde, so entbehrte es anfänglich jeden Inventars an wissenschaftlichen Büchern und Zeitschriften. Dieser Mangel machte sich sehr bald fühlbar und mußte bei der überwiegend gutachtlichen Thätigkeit des Amtes von Tag zu Tag lästiger empfunden werden. Um demselben thunlichst bald abzuhelfen, wurden auf Antrag des Amtes schon in den Etat für das Jahr 1877/78 16 400 $\mathcal{M}$ als einmalige Position eingestellt. Der größere Theil dieser Summe, im Betrage von 12 537,75 $\mathcal{M}$ ist noch in dem genannten Jahre und der Rest, 3862,25 $\mathcal{M}$, im Etatsjahr 1878/79 zur Verwendung gekommen. Die laufenden Ausgaben für die Vervollständigung der Bücher-Sammlung werden aus dem Tit. 6 des Etats „Sächliche und vermischte Ausgaben" bestritten.

Dieselben betrugen

1876/77 . . 1 180,25 *M*, davon für Binden der Bücher 17,25 *M*
1878/79 . . 1 778,64 =   =   =   =   =   =   327,25 =
1879/80 . . 5 213,62 =   =   =   =   =   =   612,45 =
1880/81 . . 6 962,23 =   =   =   =   =   =   784,00 =
1881/82 . . 5 348,05 =   =   =   =   =   =   694,30 =
1882/83 . . 7 556,20 =   =   =   =   =   =   740,20 =
1883/84 . . 8 075,09 =   =   =   =   =   =   626,25 =
1884/85 . . 5 605,72 =   =   =   =   =   =   688,10 =
1885/86 . . 8 036,40 =   =   =   =   =   =   892,95 =

Summa: 49 756,20 *M* . . . . 5 382,75 *M*

Dazu obige 16 400,00 =

Gesammtsumme: 66 156,20 *M*

Den Aufgaben entsprechend, deren Erfüllung dem Kaiserlichen Gesundheits=
amte obliegt, mußten bei der Auswahl der zu beschaffenden Bücher vornehmlich die
Medizin bezw. die Hygiene im weitesten Sinne, die Bevölkerungs= und Medizinal=
Statistik, die Veterinärmedizin, soweit sie sich auf die ansteckenden Thierkrankheiten be=
zieht, die Gesetz=Sammlungen und die Rechtsprechung der oberen Gerichtshöfe in Ange=
legenheiten der Sanitäts= und Veterinärpolizei berücksichtigt werden.   Da jede der
genannten Materien ihre besondere Literatur besitzt, war die Beschaffung einer den
Bedürfnissen des Amtes einigermaßen genügenden Bücher=Sammlung nur mit ver=
hältnißmäßig erheblichem Kostenaufwande ausführbar, zumal ein großer Theil der
einschlägigen Bücher wegen der beigegebenen Abbildungen und bei dem beschränkten
Kreise der Interessenten im Preise hoch steht.   Zu den genannten Disciplinen kom=
men die zahlreichen Hülfswissenschaften der Medizin, die Botanik, die Zoologie,
die Physik, die Meteorologie, die Klimatologie, die Chemie, die Pharmacie, die
Baukunde u. s. w., deren Literatur theils etwas eingehender, theils wenigstens in=
soweit zur Hand sein mußte, um eine Orientirung über einzelne vorliegende Fragen
zu ermöglichen.   Es muß dankbar anerkannt werden, daß die Bemühungen des
Amtes, sich eine für die Erledigung seiner Arbeiten ausreichende Bücher=Sammlung
zu schaffen, durch zahlreich einlaufende Geschenke lebhafte Unterstützung fanden.   Seit
Juli vorigen Jahres werden die Titel dieser Zugänge in den „Veröffentlichungen" in
dem Abschnitte „Verzeichniß der für die Bibliothek des Kaiserl. Gesundheitsamtes
eingegangenen Geschenke (gleichzeitig als Empfangsanzeige und Dankesbezeugung)"
abgedruckt.   Einen Hauptwerth mußte das Amt auf den Besitz einer umfassenden
Journal=Sammlung legen.   Es wurde daher einerseits darauf Bedacht genommen,
die früheren Jahrgänge der wichtigeren medizinischen, hygienischen, chemischen, phy=
siologischen u. a. Zeitschriften und Archive möglichst durch preiswerthe Gelegenheits=
käufe allmählich zu vervollständigen, was bei einer größeren Zahl und selbst bei
solchen, welche bis in das erste Viertel dieses Jahrhunderts zurückreichen, bereits
jetzt gelungen ist.   Auf der anderen Seite wurde fortdauernd Sorge getragen, die

laufenden Jahrgänge der Zeitschriften behufs baldiger Kenntnißnahme der neueren wissenschaftlichen Errungenschaften, wie der das Amt interessirenden Tagesfragen, in thunlichster Reichhaltigkeit zu erwerben. Abgesehen von den zahlreichen Jahresberichten und Jahrbüchern hält das Amt zur Zeit 153 meist in kürzeren Zwischenräumen erscheinende Zeitschriften, von denen 115 in deutscher, 22 in französischer, 10 in englischer, 4 in italienischer, je 1 in holländischer und polnischer Sprache gedruckt werden. Dem Inhalte nach sind 16 amtliche Organe, 7 beschäftigen sich mit Naturwissenschaften und Medizin, 56 mit Medizin einschließlich der medizinischen Chemie (darunter auch die ärztlichen Vereinsorgane), 20 mit Hygiene, theilweise mit der gesammten Staatsarzneikunde, 10 mit Nahrungsmitteln, 6 mit Thiermedizin, 18 mit Chemie und den technischen Wissenschaften, 7 mit Pharmacie.

Die Bücher=Sammlung des Amtes umfaßte 1879 ungefähr 5000, 1882 8400 Bände, während die Zahl derselben zur Zeit etwa auf 15000 angewachsen ist (bei 3078 bezw. 4677 und 7027 Katalogsnummern). Drei Bücher=Verzeichnisse werden geführt, ein Stand= oder Accessionsverzeichniß, in welches die Bücher nach der Zeit ihrer Erwerbung, ein Karten=Verzeichniß, in welches sie nach den Verfassern bezw., wenn ein solcher nicht genannt ist, nach dem ersten Hauptwort des Titels, und ein Sach= oder systematisches Verzeichniß, in welches sie nach ihrem Inhalte eingetragen werden. Das Accessionsverzeichniß dient vornehmlich Verwaltungszwecken, insofern es bestimmt ist, darüber Auskunft zu geben, welche Bücher durch Kauf, welche als Geschenk und welche im Austausch erworben sind. Bei den gekauften Büchern dient es außerdem zum Vermerke der erfolgten Bezahlung. Das alphabetisch geordnete Karten=Verzeichniß soll das Aufsuchen derjenigen Bücher, deren Verfasser bekannt ist, das Sach=Verzeichniß vornehmlich den Nachweis von Büchern über einen bestimmten Gegenstand ermöglichen. Das letztere Verzeichniß ist Ende März d. J. unter dem Titel „Verzeichniß der Bücher=Sammlung des Kaiserlichen Gesundheitsamtes" im Druck erschienen.

Anhang.

Denkschrift,

betreffend den

Etat des Gesundheitsamtes auf das Jahr 1876.

Durch die Beschlüsse des Reichstags vom 6. April 1870 und 27. November 1871 — Stenogr. Ber. 1870, II. Seite 687; 1871, II. Seite 547 — sind dem Reichskanzler mehrere, die öffentliche Gesundheitspflege betreffende, Petitionen theils zur Kenntnißnahme und eventuellen weiteren Veranlassung, theils zur Berücksichtigung und mit dem Ersuchen überwiesen worden, auf Grund des Artikels 4 Nr. 15 der Reichsverfassung dem Reichstag einen Gesetz-Entwurf, betreffend die Verwaltungs-Organisation der öffentlichen Gesundheitspflege im Deutschen Reich vorzulegen. Gleicherweise führte die Berathung des Impfgesetzes zu dem Ersuchen an den Reichskanzler, mit Rücksicht auf die durch dieses Gesetz begründete Nothwendigkeit, die Oberaufsicht über das Impfwesen wirksam und einheitlich zu handhaben, die Errichtung eines Gesundheitsamtes für das Deutsche Reich thunlichst zu beschleunigen.

— Reichstagssitzung vom 14. März 1874. Stenogr. Ber. S. 359. —

Zur Ausführung des letzteren Beschlusses soll der vorliegende Etat die Mittel bereit stellen. Von der weiter angeregten Herbeiführung einer reichsgesetzlichen Regelung der Verwaltung der öffentlichen Gesundheitspflege ist dagegen abgesehen worden.

Die öffentliche Gesundheitspflege berührt fast alle Zweige der staatlichen Verwaltung; die Errichtung besonderer Verwaltungsorgane von Seiten des Reichs würde daher leicht zu Kompetenz-Konflikten der Reichs- und der Landesbehörden führen, deren Befugnisse schwer gegeneinander abzugrenzen sind. Allerdings setzt der Erlaß reichsgesetzlicher Normen über die Verwaltungs-Organisation der öffentlichen Gesundheitspflege in den Bundesstaaten nicht nothwendig voraus, daß das Reich selbst die Verwaltung übernehme. Allein auch in dieser Beschränkung würden dem Einschreiten der Reichsgesetzgebung gewichtige Bedenken entgegentreten. Das Reichsgesetz würde sich der Vielgestaltigkeit der in den Bundesstaaten bestehenden Verwaltungs-Einrichtungen kaum anpassen lassen. Auch ist die Frage, bis zu welchem Grade der Staat im Interesse der öffentlichen Gesundheitspflege in die Privatrechte Einzelner einzugreifen befugt sei, noch keineswegs hinreichend geklärt. Daraus folgt aber nicht, daß das Reich sich jeder Einwirkung auf diese Angelegenheit zu enthalten habe, vielmehr weist die Bestimmung des Art. 4 Nr. 15 der Reichsverfassung, welche Maßregeln der Medizinal- und Veterinärpolizei dem Reiche überträgt, auf die Schaffung eines Organes hin, welches vermöge seiner Sachkenntniß das Reich in den Stand setzt, die Zweckmäßigkeit der zu treffenden Maßregeln vom technischen Standpunkte aus zu beurtheilen. Dasselbe ist schon unentbehrlich, um eine umfassende medizinische Statistik herzustellen. Die Erfolglosigkeit aller bisherigen darauf gerichteten Bestrebungen ist wesentlich dem Umstande zuzuschreiben, daß es bisher an einer Stelle gefehlt hat, welche im Stande wäre, die auseinandergehenden Bestrebungen zu einheitlichem Handeln zu vereinigen und namentlich das ärztliche Personal zu gemeinsamer Thätigkeit zu verbinden.

Was die Stellung dieses Organs betrifft, so soll dasselbe dem Reichskanzler-Amte unmittelbar untergeordnet sein und einen lediglich berathenden Charakter tragen. Seine Aufgabe wird sein, das Reichskanzler-Amt sowohl in der Ausübung des ihm verfassungsmäßig zustehenden Aufsichtsrechts über die Ausführung der in den Kreis der Medizinal- und Veterinärpolizei fallenden Maßregeln, als auch in der Vorbereitung der weiter auf diesem Gebiete in Aussicht zu nehmenden Gesetzgebung zu unterstützen, zu diesem Zwecke von den hierfür in den einzelnen Bundesstaaten bestehenden Einrichtungen Kenntniß zu nehmen, die Wirkungen der im Interesse der öffentlichen Gesundheitspflege ergriffenen Maßnahmen zu beobachten und in geeigneten Fällen den Staats- und den Gemeindebehörden Auskunft zu ertheilen, die Entwickelung der Medizinalgesetzgebung in außerdeutschen Ländern zu verfolgen, sowie eine genügende medizinische Statistik für Deutschland herzustellen.

Zu dem Ende dürfte die Behörde aus drei Personen — zwei Aerzten, bezw. einem Arzte und einem Statistiker, und einem Verwaltungsbeamten — zu bilden sein und in Berlin ihren Sitz haben. Ueber diese Anzahl wird bis zu weiterer Erfahrung umsoweniger hinauszugehen sein, als ohnehin bei der Vorbereitung besonders wichtiger Maßregeln der Medizinal- und Veterinärpolizei die zeitweise Einberufung von Sachverständigen aus den einzelnen Bundesstaaten unentbehrlich sein wird.

Die Rang- und Besoldungsverhältnisse des Direktors, der Mitglieder und Subalternbeamten entsprechen denjenigen bei dem Statistischen Amte, beziehungsweise der Normal-Aichungskommission.

Für die genaue Veranschlagung der Fonds zu anderen persönlichen und zu sächlichen Ausgaben fehlt es an genügendem Anhalt. Zu berücksichtigen war, daß durch die gelegentliche Einberufung von Sachverständigen Ausgaben an Diäten und Reisekosten erwachsen, sowie weiter, daß bei dem knappen Büreau- und Kanzleipersonal die Nothwendigkeit einer aus dem Remunerationsfonds zu deckenden Arbeitshülfe eintreten kann, endlich daß auf den sächlichen Fonds die Miethe für ein Amtslokal und die Kosten der Beschaffung des erforderlichen Mobiliars und der literarischen Hülfsmittel zu übernehmen sein werden.

Das Beamten-Personal
des
Kaiserlichen Gesundheitsamtes
seit dessen Errichtung bis zur Gegenwart.

Lfd. No.	Name.	Datum der Bestallung.	Ausgeschieden am
	I. Direktor.		
1.	Dr. Struck, Geheimer Ober-Regierungsrath	28. April 1876	1. Dezember 1884 in Folge Versetzung in den Ruhestand.
2.	Köhler, mit dem Range eines Raths II. Klasse	2. Februar 1885	—
	II. Ordentliche Mitglieder.		
1.	Dr. Finkelnburg, Geheimer Regierungsrath und Professor	26. Juni 1876	1. August 1880 in Folge Versetzung in den Ruhestand.
2.	Dr. Roloff, Königlich preußischer Geheimer Medizinalrath und Professor, Direktor der Königlichen Thierarzneischule zu Berlin, Mitglied der Königlich preußischen Technischen Deputation für das Veterinärwesen	25. Oktober 1876	22. Dezember 1885. (Ist an diesem Tage gestorben.)

Zu 2. Dr. Roloff bekleidete die Stelle eines ordentlichen Mitgliedes des Kaiserlichen Gesundheitsamtes vom 1. Oktober 1878 bis zu seinem Tode im Nebenamte.

Lfd. No.	Name.	Datum der Bestallung.	Ausgeschieden am
3.	Dr. Sell, Regierungsrath und außerordentlicher Professor an der Friedrich-Wilhelms-Universität, Dozent an der Königlich preußischen technischen Hochschule zu Berlin	15. Januar 1879	—

Zu 3. Dr. Sell war vom 6. Juni 1877 bis zu seiner Ernennung zum Mitgliede als Hülfsarbeiter beschäftigt.

Lfd. No.	Name.	Datum der Bestallung.	Ausgeschieden am
4.	Dr. Wolffhügel, Regierungsrath und Privatdocent an der Friedrich-Wilhelms-Universität zu Berlin	17. Januar 1879	—

Lfd. No.	N a m e.	Datum der Bestallung.	Ausgeschieden am
5.	Dr. Koch, Geheimer Regierungsrath, Königlich preußischer Geheimer Medizinalrath, Mitglied des Königlich preußischen Staatsrathes, ordentlicher Professor der Hygiene an der Friedrich-Wilhelms-Universität und Direktor der hygienischen Institute zu Berlin, Mitglied der Königlich preußischen Wissenschaftlichen Deputation für das Medizinalwesen	28. Juni 1880.	—

Zu 5.   Dr. Koch bekleidet die Stelle eines ordentlichen Mitgliedes des Kaiserlichen Gesundheitsamtes vom 1. April 1885 ab im Nebenamte.

Lfd. No.	N a m e.	Datum der Bestallung.	Ausgeschieden am
6.	Dr. Gaffky, Regierungsrath	24. Juli 1885.	—

Zu 6.   Dr. Gaffky war als Königlich preußischer Militärarzt vom 20. September 1880 bis zum 15. August 1883, sowie vom 18. Oktober 1884 bis zu seiner Ernennung zum ordentlichen Mitgliede zum Kaiserlichen Gesundheitsamte kommandirt gewesen.

Lfd. No.	N a m e.	Datum der Bestallung.	Ausgeschieden am
7.	Roeckl, Regierungsrath	7. Juli 1886.	—

Zu 7.   Roeckl tritt zum 1. Oktober 1886 ein, ist bis dahin Professor an der Königlich württembergischen Thierarzneischule zu Stuttgart, Landesthierarzt und Mitglied des Königlich württembergischen Medizinal-Kollegiums.

III. Außerordentliche Mitglieder.

Wegen der außerordentlichen Mitglieder vergleiche die besondere Nachweisung.

IV. Technische Hülfsarbeiter (etatsmäßig angestellte).

Lfd. No.	N a m e.	Datum der Bestallung.	Ausgeschieden am
1.	Dr. Brühl	8. Juli 1879	—

Zu 1.   Dr. Brühl war vorher (seit 9. November 1876) diätarisch beschäftigt.

Lfd. No.	N a m e.	Datum der Bestallung.	Ausgeschieden am
2.	Dr. Würzburg, Bibliothekar	8. Juli 1879	—

Zu 2.   Dr. Würzburg war vorher (seit 1. Juni 1878) diätarisch beschäftigt.

Lfd. No.	N a m e.	Datum der Bestallung.	Ausgeschieden am
3.	Dr. Heyroth	19. April 1886	—

Zu 3.   Dr. Heyroth war vorher, und zwar vom 8. November 1881 bis 31. Mai 1883 als freiwilliger Hülfsarbeiter, und vom 1. Juni 1883 bis zu seiner Anstellung diätarisch beschäftigt.

V. Zum Kaiserlichen Gesundheitsamte kommandirte Militär- und Marine-Aerzte.

Lfd. Nr.	Name und militärische Charge.	vom	bis
	a. Militärärzte.		
1.	Dr. Petri, Königlich preußischer Assistenzarzt I. Klasse vom 1. Rheinischen Infanterie-Regiment No. 25	15. Juli 1877	30. September 1879.
2.	Dr. Löffler, zuletzt Königlich preußischer Stabs- und Bataillonsarzt im 1. Badischen Leib-Grenadier-Regiment No. 109	1. Oktober 1879	30. September 1884.
3.	Dr. Hueppe, Königlich preußischer Assistenzarzt I. Klasse im 2. Garde-Regiment zu Fuß	1. Oktober 1879	31. März 1883.
4.	Dr. Preuße, Königlich preußischer Stabs- und Bataillonsarzt im Garde-Füsilier-Regiment	21. Juli 1880 / und / 7. Februar 1881	14. Oktober 1880 / / 17. Mai 1883.
5.	Dr. Gaffky, zuletzt Königlich preußischer Stabsarzt beim medizinisch-chirurgischen Friedrich-Wilhelms-Institut	cfr. II zu lfd. No. 6.	
6.	Dr. Schill, Königlich sächsischer Assistenzarzt I. Klasse im Feld-Artillerie-Regiment No. 12	2. April 1881	30. September 1882.
7.	Dr. Becker, Königlich sächsischer Assistenzarzt I. Klasse im 9. Sächsischen Infanterie-Regiment No. 133	23. Oktober 1883	31. Oktober 1884.
8.	Dr. Plagge, zuletzt Königlich preußischer Stabsarzt vom Hessischen Jäger-Bataillon No. 11	5. August 1884	31. Mai 1885.
9.	Dr. Weißer, Königlich preußischer Assistenzarzt I. Klasse im 2. Niederschlesischen Infanterie-Regiment No. 47	28. August 1884	31. Mai 1885.
10.	Dr. Riedel, Königlich preußischer Assistenzarzt I. Klasse im 1. Badischen Leib-Grenadier-Regiment No. 109	16. September 1884	—
11.	Dr. Paak, Königlich sächsischer Assistenzarzt I. Klasse im 2. Grenadier-Regiment No. 101 „Kaiser Wilhelm, König von Preußen"	12. Oktober 1884	—
12.	Dr. Hochstetter, Königlich württembergischer Assistenzarzt I. Klasse im Ulanen-Regiment König Karl (1. Württembergisches) No. 19	2. Dezember 1884	—

Lfd. No.	Name und militairische Charge.	vom	bis
13.	Dr. Rahts, Königlich preußischer Stabs- und Bataillonsarzt im Grenadier-Regiment Kronprinz (1. Ostpreußisches) No. 1	1. Februar 1886	—
	b. Marineärzte.		
1.	Dr. Fischer, Marinestabsarzt	1. März 1882	31. Dezember 1883.
2.	Dr. Gärtner, desgleichen	1. Januar 1884	31. März 1886.

VI. Technische Hülfsarbeiter (diätarisch beschäftigte).

Lfd. No.	Name.	vom	bis
1.	Dr. med. Leuffen, Stadt-Wundarzt	19. März 1877	1. Juli 1877.
2.	Proskauer, Chemiker	1. Juli 1877	8. Mai 1885 (ist vom 1. Mai 1885 ab als Präparator beim hygienischen Institut der hiesigen Universität angestellt).
3.	Mirus, desgleichen	1. Januar 1878	1. Oktober 1879.
4.	Dr. Hassenpflug, desgleichen	1. April 1878	22. November 1878.
5.	Müller, Professor und Lehrer an der Königlich preußischen Thierarzneischule zu Berlin (nebenamtlich)	1. Mai 1878	31. Dezember 1880.
6.	Dr. philos. Petersen	1. Oktober 1878	15. April 1880.
7.	Bauck, Apotheker	7. Juni 1879	1. September 1880.
8.	Seyd, desgleichen	16. Juli 1880	23. Juli 1882.
9.	Treskow, Chemiker	31. Januar 1881	—
10.	von Knorre, desgleichen	9. Februar 1881	10. Januar 1882.
11.	Weyhausen, Apotheker	16. März 1881	4. August 1882.
12.	Dr. Rasenack, Chemiker	31. Mai 1883	—
13.	Berndt, Königlich preußischer Kreisthierarzt in Neuhaldensleben	1. Dezember 1885	9. Januar 1886.
14.	Stud. chem. Karl Windisch	11. März 1886	17. April 1886.

Lfd. No.	Name.	Datum der Bestallung.	bis

VII. Büreaubeamte.

1.	Richter, expedirender Sekretär und Kalkulator	21. Mai 1877	10. Juli 1882.

Zu 1.   War vom 16. Juli 1876 bis zur definitiven Anstellung auf Probe beschäftigt.

| 2. | Duckstein, desgleichen | 11. September 1877 | — |
| 3. | Holleufer, desgleichen | 3. Juli 1878 | — |

Zu 3.   War vom 1. August 1877 bis zur definitiven Anstellung als Hülfsarbeiter beschäftigt.

| 4. | Michel, desgleichen | 2. Juli 1879 | 7. April 1886. (An diesem Tage gestorben.) |

Zu 4.   War vom 11. März 1877 bis zur definitiven Anstellung als Hülfsarbeiter beschäftigt.

| 5. | Wittig, desgleichen | 7. Dezember 1882 | — |

Zu 5.   War vom 19. Juli 1876 bis 30. April 1877 probeweise als Kanzlei-Beamter beschäftigt und vom 1. Mai 1877 bis zu seiner Ernennung zum Büreaubeamten als Kanzleisekretär angestellt gewesen.

| 6. | Schwarzer, desgleichen | 16. Juli 1886 | — |

Zu 6.   War vom 15. April 1879 bis zur definitiven Anstellung als Hülfsarbeiter beschäftigt.

VIII. Kanzleibeamte.

| 1. | Necker, Kanzleisekretär | 7. September 1878 | 31. März 1886 (vom 1. April 1886 ab versetzt). |

Zu 1.   War vom 6. Juli 1877 bis zur definitiven Anstellung als Hülfsarbeiter beschäftigt.

| 2. | Jahr, desgleichen | 4. November 1879 | — |

Zu 2.   War vom 4. Oktober 1877 bis zur definitiven Anstellung als Hülfsarbeiter beschäftigt.

| 3. | Thibaut, desgleichen | 7. Dezember 1882 | — |

Zu 3.   War vom 17. März 1879 bis zur definitiven Anstellung als Hülfsarbeiter beschäftigt.

IX. Unterbeamte.

| 1. | Barendt, Kanzleidiener | 10. Februar 1877 | — |

Zu 1.   War vom 16. Juli 1876 ab probeweise beschäftigt.

| 2. | Stramm, desgleichen | 3. Juli 1878 | — |

Zu 2.   War vom 23. Juni 1877 ab als Hülfsdiener beschäftigt.

| 3. | Schwuchow I, desgleichen (Portier) | 31. Oktober 1879 | — |

Zu 3.   War vom 1. Juli 1877 ab als Laboratoriums-Aufwärter beschäftigt.

Lfd. No.	Name.	Datum der Bestallung.	bis
4.	Scholz, Kanzleidiener (Laboratoriums-diener)	17. April 1880	19. Mai 1885 (ist vom 20. Mai 1885 ab als Diener beim hygienischen Insti-tut der hiesigen Uni-versität eingetreten).
	Zu 4. War vom 1. Oktober 1879 ab probeweise beschäftigt.		
5.	Spanger, desgleichen (Laboratoriumsdiener)	26. Februar 1886	—
	Zu 5. War vom 7. Oktober 1880 ab als Laboratoriums-Aufwärter beschäftigt.		

Lfd. No.	Name.	vom	bis

X. Büreau-Hülfsarbeiter.

Lfd. No.	Name.	vom	bis
1.	Erich	1. April 1878	1. Oktober 1880.
2.	Berr	3. Mai 1881	—
3.	Scheringer	5. September 1884	1. August 1885.
4.	Dowaldt	4. Februar 1885	4. März 1885 und
		21. März 1885	21. April 1885.
5.	Ueberschär	15. Februar 1886	—
6.	Buge	15. April 1886	—
7.	Kauz	1. Mai 1886	—
8.	Erb	1. Juli 1886	—

XI. Kanzlei-Hülfsarbeiter.

Lfd. No.	Name.	vom	bis
1.	Modersbach	27. Juni 1876	2. Juli 1877.
2.	Blankensee	8. Januar 1877	30. April 1877.
3.	Jasper	11. Januar 1877	31. Januar 1878.
4.	Moser	25. Januar 1877	31. Januar 1878.
5.	Dumke	1. April 1877	8. April 1877.
6.	Roedel	3. Mai 1877	31. Januar 1878.
7.	Katscher	9. Juli 1877	31. Januar 1878.
8.	Hülsekopf	14. Dezember 1878	17. Dezember 1878.
9.	Kray	1. Oktober 1879	8. Februar 1880.
10.	Nerrlich	15. März 1886	—

XII. Hülfs-Unterbeamte.

Lfd. No.	Name.	vom	bis
1.	Lawetzky, (Laboratorium)	16. März 1879	30. September 1879.
2.	Meißner, (desgleichen)	9. April 1883	9. Juli 1883.
3.	Siemund, (desgleichen)	6. Juli 1883	—

XIII. Hausdiener.

Lfd. No.	Name.	vom	bis
1.	Schwuchow II	1. April 1880	—

Verzeich

außerordentlichen Mitglieder des

für 1880 und

Lfd. No.	Name und Dienst-Charakter
1.	Köhler, Geheimer Regierungsrath und vortragender Rath im Reichsamte des Innern . .
2.	von Kehler, Königlich preußischer Wirklicher Geheimer Ober-Regierungsrath und vortragender Rath im preußischen Ministerium des Innern . . . .
3.	Dr. Kersandt, Königlich preußischer Geheimer Ober-Medizinalrath und vortragender Rath im preußischen Ministerium der geistlichen, Unterrichts- und Medizinal-Angelegenheiten, Mitglied der Königlich preußischen Wissenschaftlichen Deputation für das Medizinalwesen
4.	Dr. von Frerichs, Königlich preußischer Wirklicher Geheimer Ober-Medizinalrath und vortragender Rath im preußischen Ministerium der geistlichen, Unterrichts- und Medizinal-Angelegenheiten, ordentlicher Professor an der Friedrich-Wilhelms-Universität und dirigirender Arzt an der Chárité . . . .
5.	von den Brincken, Königlich preußischer Geheimer Ober-Regierungsrath und vortragender Rath im preußischen Ministerium des Innern . . . .
6.	Dr. Hofmann, Königlich preußischer Geheimer Regierungsrath und ordentlicher Professor an der Friedrich-Wilhelms-Universität, Mitglied der Königlich preußischen Wissenschaftlichen Deputation für das Medizinalwesen . . . .
7.	Dr. Lewin, Königlich preußischer Geheimer Medizinalrath und außerordentlicher Professor an der Friedrich-Wilhelms-Universität, dirigirender Arzt an der Chárité . . . . .
8.	Dr. Schütz, Professor an der Königlich preußischen Thierarzneischule und Veterinär-Assessor, Mitglied der Königlich preußischen technischen Deputation für das Veterinärwesen . .
9.	Dr. Pistor, Königlich preußischer Regierungs- und Medizinalrath bei dem Polizei-Präsidium, Mitglied der Königlich preußischen Wissenschaftlichen Deputation für das Medizinalwesen
10.	Dr. Bockendahl, Königlich preußischer Regierungs- und Medizinalrath und außerordentlicher Professor an der Christian-Albrecht-Universität . . . .
11.	Dr. Jaffé, ordentlicher Professor an der Albertus-Universität . . . .
12.	Dr. Robert Koch, Königlich preußischer Kreisphysikus . . . .
13.	Dr. Schweninger, außerordentlicher Professor an der Friedrich-Wilhelms-Universität . .
14.	Dr. Miquél, Oberbürgermeister, Mitglied des Königlich preußischen Staatsraths . . . .
15.	Dr. Zinn, Königlich preußischer Geheimer Sanitätsrath und Direktor der brandenburgischen Land-Irrenanstalt . . . .
16.	Dr. Varrentrapp, Königlich preußischer Geheimer Sanitätsrath . . . .

niß der

Kaiserlichen Gesundheitsamtes

folgende Jahre.

Wohnort	Ernannt für die Perioden:			Bemerkungen.
Berlin	1880 bis 1882	1883 bis 1885	—	Vom 2. Februar 1885 ab zum Direktor des Kaiserlichen Gesundheitsamtes ernannt.
"	"	"	—	Am 24. November 1883 gestorben.
"	"	"	1886 bis 1888	
"	—	"	—	Ist am 14. März 1885 gestorben.
"	—	"	1886 bis 1888	Die Ernennung erfolgte mittels Allerhöchsten Erlasses vom 16. Juli 1884.
"	1880 bis 1882	"	"	
"	"	"	"	
"	—	"	"	
"	1880 bis 1882	"	"	
Kiel	"	"	"	
Königsberg i. Pr.	"	"	"	
Wollstein	"	—	—	Wurde vom 1. August 1880 ab zum
Prov. Posen				ordentlichen Mitgliede des Kaiserlichen Gesundheitsamtes ernannt.
Berlin	—	1883 bis 1885	1886 bis 1888	Die Ernennung erfolgte mittels Allerhöchsten Erlasses vom 16. Juli 1884.
Frankfurt a. M.	1880 bis 1882	"	"	
Eberswalde	"	"	"	
Frankfurt a. M.	"	"	"	Ist am 15. März 1886 gestorben.

Lfd. No.	Name und Dienst-Charakter
17.	Dr. Graf, Königlich preußischer Sanitätsrath . . . .
18.	Dr. Lent, desgleichen . . . .
19.	Dr. von Kerschensteiner, Königlich bayerischer Ober-Medizinalrath und Referent im bayerischen Ministerium des Innern
20.	Dr. von Pettenkofer, Königlich bayerischer Geheimer Rath und Professor an der Ludwigs-Maximilians-Universität .
21.	Dr. von Erhardt, erster rechtskundiger Bürgermeister der Königlich bayerischen Haupt- und Residenzstadt .
22.	Zenetti, städtischer Baurath . . . .
23.	Dr. Günther, Königlich sächsischer Geheimer Medizinalrath und Referent im sächsischen Ministerium des Innern
24.	Dr. Reinhard, Präsident des Königlich sächsischen Landes-Medizinal-Kollegiums . . . .
25.	Dr. Siedamgrotzky, Professor und Königlich sächsischer Landes-Thierarzt . . . . . .
26.	Dr. von Koch, Königlich württembergischer Ober-Medizinalrath und Mitglied des württembergischen Medizinal-Kollegiums . . . . . .
27.	Dr. Volz, Großherzoglich badischer Ober-Medizinalrath und Referent im badischen Ministerium des Innern .
28.	Dr. Battlehner, Großherzoglich badischer Ober-Medizinalrath und Referent im badischen Ministerium des Innern .
29.	Dr. Lydtin, Großherzoglich badischer Medizinalrath und technischer Referent in Veterinär-Angelegenheiten bei dem badischen Ministerium des Innern
30.	Dr. Pfeiffer, Großherzoglich hessischer Geheimer Ober-Medizinalrath und vortragender Rath im hessischen Ministeriums des Innern und der Justiz, Abtheilung für öffentliche Gesundheitspflege .
31.	Dr. Brunnengräber, Universitäts-Apotheker . . . . . .
32.	Dr. Reichardt, außerordentlicher Professor an der sachsen-ernestinischen Gesammt-Universität
33.	Dr. Kraus, Medizinalrath . . . .

Wohnort	Ernannt für die Perioden:			Bemerkungen.
Elberfeld	1880 bis 1882	1883 bis 1885	1886 bis 1888	
Köln a. Rh.	"	"	"	
München	—	—	"	
"	"	"	"	
"	"	"	"	
"	"	"	"	
Dresden	—	—	"	
"	1880 bis 1882	1883 bis 1885	"	
"	1881 u. 1882	"	"	
Stuttgart	1880 bis 1882	"	"	
Karlsruhe	"	—	—	Ist am 22. Januar 1882 gestorben.
"	—	1883 bis 1885	1886 bis 1888	
"	1881 u. 1882	"	"	
Darmstadt	1880 bis 1882	"	"	
Rostock	"	"	"	
Jena	"	"	"	
Hamburg	"	"	"	

An Einnahmen sind nur unerhebliche Beträge aufgekommen. Dieselben bestehen aus dem von dem von dem Portier zu zahlenden Entschädigung für Entnahme von Heizungsmaterial aus den amtlichen Beständen und

B. Aus

Titel:	Nähere Bezeichnung der Titel:	Etatsmäßig veranschlagte		Wirkliche Ist-	
		Ausgabe im Jahre 1876			
		$\mathcal{M}$		$\mathcal{M}$	
	Fortdauernde Ausgaben.				
	Besoldungen.				
1.	Dem Direktor und den Mitgliedern (bis einschließlich 1877/78 waren zwei, seitdem sind vier Mitgliedsstellen vorhanden)	20 400	—	10 350	—
	Zulage für ein Mitglied für Vertretung des Direktors	—	—	—	—
	Summe Titel 1 . .	20 400	—	10 350	—
2.	Den technischen Hülfsarbeitern (von 1879/80 ab zwei, seit 1886/87 drei technische Hülfsarbeiter) und Büreaubeamten (bis einschließlich 1877/78 zwei, im Etatsjahre 1878/79 drei und seit 1879/80 vier Büreaubeamtenstellen)	6 300	—	1 012	50
	Den Kanzleisekretären (bis einschließlich 1877/78 eine, im Etatsjahre 1878/79 zwei und seit 1879/80 drei Kanzleisekretärstellen)	1 500	—	725	—
	Den Kanzleidienern (bis einschließlich 1877/78 eine, im Etatsjahre 1878/79 zwei, von 1879/80 ab drei und vom 1. Oktober 1879 ab 4 Stellen)	1 080	—	545	—
	Summe Titel 2 . .	8 880	—	2 282	50
	Summe Titel 1 und 2 . .	29 280	—	12 632	50
	Wohnungsgeldzuschüsse.				
3.	Für die Beamten unter Titel 1 und 2 (seit dem 1. April 1880 haben der Direktor und ein Unterbeamter — Portier — freie Dienstwohnung)	4 860	—	1 333	75
	Summe Titel 3 . .	4 860	—	1 333	75
	Andere persönliche Ausgaben.				
4.	Zur Remunerirung von Hülfsleistungen	2 000	—	437	25
5.	Zu außerordentlichen Remunerationen und Unterstützungen für Büreau- und Unterbeamte	300	—	300	—
	Summe Titel 4 und 5 . .	2 300	—	737	25
	Sächliche und vermischte Ausgaben.				
6.	Zu Amtsbedürfnissen, Kopialien, Tagegeldern, Fuhrkosten und sonstigen Ausgaben, einschließlich der Betriebskosten für ein Laboratorium, sowie zu Tagegeldern und Fuhrkosten für außerordentliche Mitglieder des Gesundheitsamtes	12 000	—	12 000	—
7.	Zur Unterhaltung der Dienstgebäude (dieser Fonds ist von einem Etatsjahre in das andere übertragbar)	—	—	—	—
	Summe Titel 6 und 7 . .	12 000	—	12 000	—
	Summe der fortdauernden Ausgaben . .	48 440	—	26 703	50

Haushalts des Kaiserlichen Gesundheitsamtes

folgenden Etatsperioden.

nahmen.

Direktor zu zahlenden Beitrage zu den Kosten des Wasserverbrauchs und der Schornstein-Reinigung, sowie aus der für Entnahme von Wasser aus der amtlichen Leitung. Die Einnahmen betragen durchschnittlich jährlich 125 Mark.

gaben.

Ausgabe im I. Vierteljahr 1877				Ausgabe im Etatsjahre 1877/78				im Etatsjahre 1878/79				Ausgabe im Etatsjahre 1879/80				Ausgabe im Etatsjahre 1880/81			
Etatsmäßig veranschlagte		Wirkliche Ist-		Etatsmäßig veranschlagte		Wirkliche Ist-		Etatsmäßig veranschlagte		Wirkliche Ist-		Etatsmäßig veranschlagte		Wirkliche Ist-		Etatsmäßig veranschlagte		Wirkliche Ist-	
ℳ		ℳ		ℳ		ℳ		ℳ		ℳ		ℳ		ℳ		ℳ		ℳ	
5 100	—	5 100	—	20 400	—	20 400	—	31 800	—	30 292	50	32 700	—	30 900	—	32 700	—	30 880	—
—	—	—	—	—	—	—	—	—	—	—	—	600	—	600	—	600	—	200	—
5 100	—	5 100	—	20 400	—	20 400	—	31 800	—	30 292	50	33 300	—	31 500	—	33 300	—	31 080	—
1 575	—	923	75	6 300	—	6 300	—	9 450	—	9 450	—	18 900	—	18 870	83	18 900	—	18 593	75
375	—	375	—	1 650	—	1 650	—	3 900	—	3 900	—	5 850	—	5 850	—	5 850	—	5 850	—
270	—	270	—	1 080	—	1 080	—	2 160	—	2 160	—	3 780	—	3 780	—	4 320	—	4 320	—
2 220	—	1 568	75	9 030	—	9 030	—	15 510	—	15 510	—	28 530	—	28 500	83	29 070	—	28 763	75
7 320	—	6 668	75	29 430	—	29 430	—	47 310	—	45 802	50	61 830	—	60 000	83	62 370	—	59 843	75
1 215	—	608	75	4 620	—	4 260	—	7 740	—	4 997	50	9 660	—	8 372	50	9 180	—	8 201	25
1 215	—	608	75	4 620	—	4 260	—	7 740	—	4 997	50	9 660	—	8 372	50	9 180	—	8 201	25
500	—	1 429	50	12 000	—	17 737	46	20 000	—	19 723	40	15 000	—	16 818	50	15 000	—	16 327	50
75	—	75	—	300	—	300	—	525	—	525	—	1 000	—	1 000	—	1 050	—	1 050	—
575	—	1 504	50	12 300	—	18 037	46	20 525	—	20 248	40	16 000	—	17 818	50	16 050	—	17 377	50
3 000	—	2 845	74	19 000	—	34 128	49	34 300	—	30 565	10	35 250	—	35 244	66	35 250	—	35 489	51
—	—	—	—	—	—	—	—	—	—	—	—	1 500	—	264	17	2 700	—	2 075	66
3 000	—	2 845	74	19 000	—	34 128	49	34 300	—	30 565	10	36 750	—	35 508	83	37 950	—	37 565	17
12 110	—	11 627	74	65 350	—	85 855	95	109 875	—	101 613	50	124 240	—	121 700	66	125 550	—	122 987	67

Titel:	Nähere Bezeichnung der Titel:	Etats-mäßig ver-anschlagte		Wirkliche Ist-	
		Ausgabe im Etatsjahre 1881/82			
		ℳ		ℳ	
	Fortdauernde Ausgaben.				
	Besoldungen.				
1.	Dem Direktor und den Mitgliedern (bis einschließlich 1877/78 waren zwei, seitdem sind vier Mitgliedsstellen vorhanden) . . . . :	32 700	—	30 900	—
	Zulage für ein Mitglied für Vertretung des Direktors	—	—	—	—
	Summe Titel 1 . .	32 700	—	30 900	—
2.	Den technischen Hülfsarbeitern (von 1879/80 ab zwei, seit 1886/87 drei technische Hülfsarbeiter) und Büreaubeamten (bis einschließlich 1877/78 zwei, im Etatsjahre 1878/79 drei und seit 1879/80 vier Büreaubeamtenstellen)	18 900	—	18 900	—
	Den Kanzleisekretären (bis einschließlich 1877/78 eine, im Etatsjahre 1878/79 zwei und seit 1879/80 drei Kanzleisekretärstellen) . . . . :	5 850	—	5 850	—
	Den Kanzleidienern (bis einschließlich 1877/78 eine, im Etatsjahre 1878/79 zwei, von 1879/80 ab drei und vom 1. Oktober 1879 ab vier Stellen)	4 320	—	4 320	—
	Summe Titel 2 . .	29 070	—	29 070	—
	Summe Titel 1 und 2 . .	61 770	—	59 970	—
	Wohnungsgeldzuschüsse.				
3.	Für die Beamten unter Titel 1 und 2 (seit dem 1. April 1880 haben der Direktor und ein Unterbeamter — Portier — freie Dienstwohnung)	9 180	—	8 145	—
	Summe Titel 3 . .	9 180	—	8 145	—
	Andere persönliche Ausgaben.				
4.	Zur Remunerirung von Hülfsleistungen	15 000	—	19 265	50
5.	Zu außerordentlichen Remunerationen und Unterstützungen für Büreau= und Unterbeamte	1 050	—	1 050	—
	Summe Titel 4 und 5 . .	16 050	—	20 315	50
	Sächliche und vermischte Ausgaben.				
6.	Zu Amtsbedürfnissen, Kopialien, Tagegeldern, Fuhrkosten und sonstigen Ausgaben, einschließlich der Betriebskosten für ein Laboratorium, sowie zu Tagegeldern und Fuhrkosten für außerordentliche Mitglieder des Gesundheitsamtes	35 250	—	35 244	62
7.	Zur Unterhaltung der Dienstgebäude (dieser Fonds ist von einem Etatsjahre in das andere übertragbar)	2 700	—	3 551	57
	Summe Titel 6 und 7 . .	37 950	—	38 796	19
	Summe der fortdauernden Ausgaben . .	124 950	—	127 226	69

Etats-mäßig ver-anschlagte Ausgabe im Etatsjahre 1882/83		Wirkliche Ist-		Etats-mäßig ver-anschlagte Ausgabe im Etatsjahre 1883/84		Wirkliche Ist-		Etats-mäßig ver-anschlagte Ausgabe im Etatsjahre 1884/85		Wirkliche Ist-		Etats-mäßig ver-anschlagte Ausgabe im Etatsjahre 1885/86		Wirkliche Ist-		Etatsmäßig veranschlagte Ausgabe im Etatsjahre 1886/87	
ℳ		ℳ		ℳ		ℳ		ℳ		ℳ		ℳ		ℳ		ℳ	
32700	—	30900	—	32700	—	30900	—	32700	—	30844	45	32700	—	31047	50	32700	—
—	—	—	—	600	—	600	—	600	—	600	—	600	—	—	—	—	—
32700	—	30900	—	33300	—	31500	—	33300	—	31444	45	33300	—	31047	50	32700	—
18900	—	18900	—	18900	—	18900	—	18900	—	18900	—	18900	—	18899	67	22050	—
5850	—	5850	—	5850	—	5850	—	5850	—	5850	—	5850	—	5850	—	5850	—
4320	—	4320	—	4320	—	4320	—	4320	—	4320	—	4320	—	4320	—	4320	—
29070	—	29070	—	29070	—	29070	—	29070	—	29070	—	29070	—	29069	67	32220	—
61770	—	59970	—	62370	—	60570	—	62370	—	60514	45	62370	—	60117	17	64920	—
9180	—	8145	—	9180	—	8280	—	9180	—	8446	66	9180	—	7757	67	9720	—
9180	—	8145	—	9180	—	8280	—	9180	—	8446	66	9180	—	7757	67	9720	—
15000	—	16800	—	15300	—	15989	96	15300	—	18391	30	15300	—	16771	07	15900	—
1050	—	1050	—	1050	—	1050	—	1050	—	1050	—	1050	—	1050	—	1050	—
16050	—	17850	—	16350	—	17039	96	16350	—	19441	30	16350	—	17821	07	16950	—
35250	—	35249	50	35250	—	35235	10	35250	—	37745	49	35250	—	34036	44	35500	—
2700	—	1974	62	2700	—	2316	63	2700	—	4740	84	2700	—	2775	60	2700	—
37950	—	37224	12	37950	—	37551	73	37950	—	42486	33	37950	—	36812	04	38200	—
124950	—	123189	12	125850	—	123441	69	125850	—	130888	74	125850	—	122507	95	129790	—